Melanie Degelmann-Gessler

YOGA aktiviert

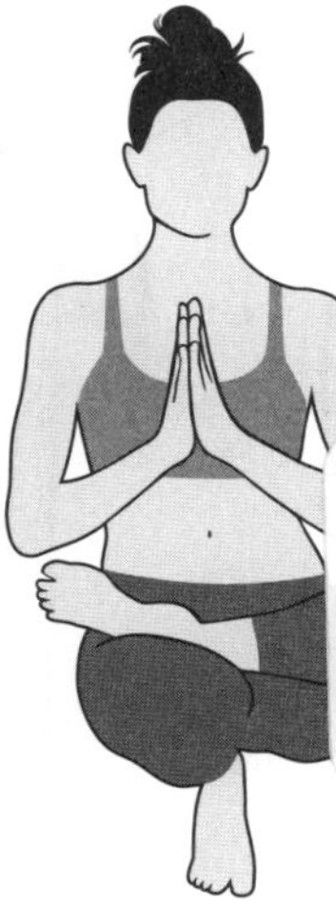

Tägliche Impulse für mehr Balance und Energie

Anleitung zu den 52 Karten

Schirner Verlag

Wir verzichten auf das Einschweißen unserer Kartensets – **UNSERER UMWELT ZULIEBE!**

ISBN 978-3-8434-9257-7

Melanie Degelmann-Gessler
Yoga aktiviert
Tägliche Impulse für mehr Balance und Energie

Birkenweg 14 a, 64295 Darmstadt
E-Mail: gpsr@schirner.com
1. Auflage August 2025

Box & Anleitung: Hülya Sözer, Schirner, unter Verwendung von Illustrationen von Murat Karaçay sowie # 1414374020 (© Babkina Svetlana), www.shutterstock.com
Karten: Murat Karaçay, www.SpiritualMedia.de, unter Verwendung eigener Illustrationen sowie Bildern von www.shutterstock.com (siehe Bildnachweis)
Lektorat: Ina Keller, Schirner
Druckproduktion: Ren Medien GmbH, Filderstadt
Printed in Czech Republic

www.schirner.com

INHALT

HINWEIS: Bitte lies dir diese Anleitung vor deiner ersten Übungseinheit aufmerksam und vollständig durch! Für Schwangere ist das Kartenset ohne eine Lehrerin bzw. einen Lehrer nicht geeignet, da es nicht auf ihre speziellen Bedürfnisse eingeht.

YOGA AKTIVIERT

Heute ist ein schöner Tag – denn heute hast du die Gelegenheit, Yoga zu üben. Du kannst dich neu entdecken, spielerisch erkunden, wo deine Grenzen liegen, und über dich hinauswachsen. Du hast dich entschieden, dir diesen Moment zu nehmen – nur für dich. Vielleicht, um Kraft zu tanken. Vielleicht, um dich zu zentrieren. Oder einfach, um deinem Körper und deinem Herzen etwas Gutes zu tun. Im Alltag – beruflich wie privat – geben wir immer unser Bestes. Umso wichtiger ist es, in unserer Freizeit auch Raum für Unvollkommenheit und Spaß zu lassen. Yoga darf dich fordern, aber auch erfüllen und dir ein Lächeln schenken.

Dieses Kartenset lädt dich ein, Yoga auf eine neue, spielerische Weise zu entdecken, gleich, welche Yoga-Stilrichtung du praktizierst. Spüre in dich hinein, lasse dich führen, und finde heraus, was dir heute guttut. Du wirst überrascht sein, wie viel in dir steckt, wenn du dir erlaubst, neugierig und offen zu sein.

Neben grundlegenden Āsanas und intensiven Streckungen findest du auch einige akrobatische Haltungen, die dich fordern und inspirieren sollen. Denn Yoga ist nicht nur sanftes Fließen – es ist auch der Mut, Neues auszuprobieren, sich auf das Unbekannte einzulassen und dabei innere Stärke zu entwickeln.

Lausche deinem Körper, spüre, wie dein Geist reagiert, und erlebe, wie dein ganzes Sein in einen harmonischen Dialog tritt. Das ist Yoga. Nicht mechanisch, nicht routiniert, sondern lebendig, bewusst und mit ganzem Herzen. Lasse dich darauf ein, als würdest du jede Haltung zum allerersten Mal entdecken. Probiere es einfach aus, ohne lange zu grübeln, und habe Spaß! Und wenn du bei deinen ersten Versuchen einmal umkippst, dann schenke dir selbst ein Lächeln. Auch das ist eine schöne Wirkung der Praxis.

Ich freue mich sehr, dass du hier bist. Mögen die Karten dich inspirieren, berühren und dir helfen, immer wieder zu dir selbst zurückzufinden.

ANWENDUNG
(auch in Verbindung mit »Yoga inspiriert«)

Vielleicht kennst du schon mein erstes Kartenset »Yoga inspiriert«. Mit »Yoga aktiviert« lade ich dich ein, deine Praxis noch weiter zu vertiefen und deinen Bewegungshorizont um 51 neue Āsanas zu erweitern. Ganz neu in diesem Set sind die Erklärung zum religiösen Yoga, wie es in der *Bhagavadgitā* beschrieben wird (S. 15) sowie die kraftvollen Balancehaltungen und deren Verbindung zu Metatrons Würfel (S. 29). Da die Abschlussübung *Shavāsana* normalerweise universell nach jeder Yoga-Einheit genutzt wird, kommt die Karte auch in diesem Set vor.

Du hast die Möglichkeit, beide Sets miteinander zu kombinieren. Mische dafür alle 103 Karten, und stelle dir daraus deine individuelle Übungssequenz zusammen. Dank der farblichen Kennzeichnung der Āsana-Gruppen kannst du gezielt auswählen: Sortiere zum Beispiel Gruppen aus, die heute nicht zu deinem Energielevel passen,

oder entscheide dich bewusst für Gruppen, mit denen du üben möchtest. Deiner Fantasie sind hier keine Grenzen gesetzt.
Wenn du schon mit dem ersten Set vertraut bist, kannst du den folgenden Anwendungsteil einfach überspringen.

Nun kommen wir zur Grundidee der beiden Yoga-Kartensets: Ich habe festgestellt, dass mir in meiner eigenen Praxis oft immer nur die gleichen zehn bis zwanzig Āsanas einfallen. Geht es dir auch so? Mithilfe dieser Karten kannst du die Auswahl der Haltungen deinem Unterbewusstsein oder dem Zufall überlassen und so spielerisch mehr Abwechslung in deine Routine bringen. Natürlich kannst du eine gezogene Karte wieder zurück in den Stapel legen, wenn du dich gerade nicht danach fühlst. An einem anderen Tag entscheidest du dich vielleicht, dich ganz auf das Āsana einzulassen, das du gezogen hast. Selbst wenn du krank bist, kannst du die Haltung im Geiste durchgehen – vom ersten Schritt auf die Matte bis zur Endposition. Auch Komponisten und Profisportler nutzen diese Form des mentalen Trainings, um Körper und Geist gezielt zu schulen und zu fokussieren.

Die Affirmationen auf den Karten sind ein weiteres Spielzeug für deine Kreativität. Du kannst sie vor dem Einnehmen der Haltungen lesen und während des Übens im Geiste kreisen lassen. Oder du nimmst die gezogene Haltung ein, und im Anschluss liest du die Affirmation auf der Karte und vergleichst sie damit, was du gerade empfindest.

Nimm die Karte nach dem Üben mit in deinen Tag, und versetze dich beim Lesen der Affirmation immer wieder in das Gefühl der geübten Āsana hinein. Wenn eine Affirmation nicht mit deinem Empfinden übereinstimmt, lasse sie einfach beiseite. Probiere alles in Ruhe aus, oder kreiere etwas Eigenes. Falls dir bei deiner Kartenauswahl eine bestimmte Āsana fehlt oder sich eine andere stimmiger anfühlt, kannst du Karten jederzeit austauschen oder ergänzen.

Ich habe bei den Āsanas ganz bewusst auf detaillierte Beschreibungen und Erklärungen verzichtet, damit jede und jeder die Freiheit hat, das Kartenset gemäß der eigenen Tradition und den Regeln der bevorzugten Stilrichtung zu nutzen. Deshalb ist es nicht für Anfängerinnen und Anfänger geeignet, sondern vor allem für fort geschrittene Yoginis und Yogis, die sich überraschen oder in ihrer täglichen Routine inspirieren lassen wollen. Du kannst es als Ergänzung zu einem regelmäßigen Kursbesuch nutzen oder mit seiner Hilfe als Yoga-Lehrerin oder Yoga-Lehrer Abwechslung in deine Übungsstunden bringen.

Alle Āsanas sind in Sanskrit angegeben, da es die im Iyengar-Yoga übliche Form ist. Dadurch wird der Respekt und die Wertschätzung gegenüber des Gedankengutes einer anderen Kultur ausgedrückt, und es hat den Vorteil, dass, egal, wo du eine Iyengar-Yoga-Einheit besuchst, du deine Lehrerinnen und Lehrer verstehst. Es mag uns manchmal schwerfallen, die exotischen Begriffe auszusprechen, doch für mich gehört diese Zungenakrobatik genauso zum Yoga-Erlebnis dazu wie die Körperakrobatik. Ich finde es gut und praktisch, überall auf der Welt verstanden zu werden, wenn ich ein Āsana benenne. Auch über die Schreibweise lässt sich diskutieren. Die hier verwendeten Begriffe stammen aus B. K. S. Iyengars Yogabibel und Meisterwerk »Licht auf Yoga«. Ich habe kein Sanskrit studiert, und ich weiß, es gibt viele Meinungen, doch selbst jene, die ein Studium gemacht haben, befinden sich bei manchen Begrifflichkeiten im Diskurs. Auch in einem Workshop habe ich schon Diskussionen von zwei aus Indien stammenden Yoga-Lehrenden erlebt. Vielleicht ist eine entspannte Haltung frei von Dogmen der beste Ansatz für dieses Thema, denn es scheiden sich allzu oft die Geister und streiten sich die Meister. Was ich zum Ausdruck bringen möchte, ist der größtmögliche Respekt und die Dankbarkeit für das Geschenk einer anderen Kultur an uns.

ĀSANA-GRUPPEN

Jede Āsana-Gruppe in diesem Set trägt eine tiefere Bedeutung in sich – eine Philosophie, eine innere Logik. Sie laden dich ein, deine gewohnten Muster zu hinterfragen, neue Perspektiven einzunehmen und zu erfahren, was geschieht, wenn du dich ganz dem Moment hingibst. Dabei darfst du dir selbst mit Leichtigkeit, Mitgefühl und Freude begegnen. Sei kreativ und frei! Ziehe so viele Karten, wie es dein Zeitplan erlaubt. Wenn du nur 30 Minuten Zeit hast, ziehe sechs bis acht Karten. Es ist besser, du hast wenige Haltungen eingenommen, als gar keine. Wirklich wichtig ist, die gezogenen Übungen vor der Praxis in eine für das Nervensystem und den Körper sinnvolle Reihenfolge zu bringen. Hier ein kleiner Überblick darüber,

- welche Übungen du als Erstes praktizieren solltest,
- welcher geometrischen Form und welchem Element die einzelnen Haltungen zugeordnet sind (du findest die Form oben rechts auf der Karte)
- und welche Farbe die Karten haben:

1. Standhaltungen
   Hexaeder, Grünbraun, Erde

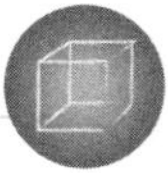

2. Sitzhaltungen
   Hohes Selbst, Gelb

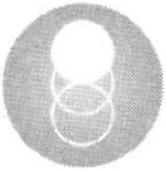

3. Vorwärtsstreckungen
   Ikosaeder, Türkis, Wasser

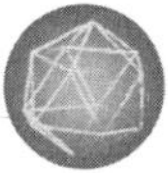

4. Drehhaltungen
   Oktaeder, Pink, Luft

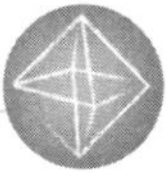

5. Āsanas für den Bauch
   Unteres Selbst, Braun

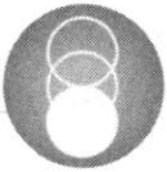

6. Balancehaltungen
   Metatrons Würfel, Orange

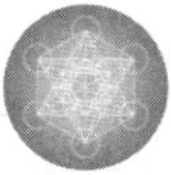

7. Rückbeugen
   Tetraeder, Rot, Feuer

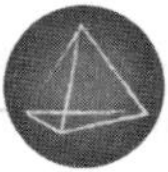

8. Umkehrhaltungen
   Dodekaeder, Blaugrau, Äther

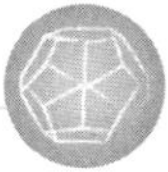

9. Energie spendende Haltungen
   Mittleres Selbst, Grüngold

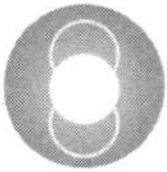

Beispiel eins:
Shashankāsana, Sālamba Sirshāsana, Padmāsana und *Adho Mukha Virāsana.* Praktiziere zuerst die Standhaltung *Shashankāsana* und die Sitzhaltung *Padmāsana*, gefolgt von der Umkehrhaltung *Sālamba Sirshāsana* und zum Schluss die Energie spendende Haltung/Vorwärtsstreckung *Adho Mukha Virāsana* sowie die universelle Abschlussübung *Shavāsana.*

Beispiel zwei:
Bakāsana, Ardha Uttānāsana, Matsyāsana, Parivrtta Siddhāsana, Kūrmāsana, Mālāsana, Utthita Hasta Pādāngusthāsana. Praktiziere zuerst die Standhaltungen *Ardha Uttānāsana* und *Utthita Hasta Pādāngusthāsana*, dann die Sitzhaltung *Mālāsana,* die Vorwärtsstreckung *Kūrmāsana,* im Anschluss die Balancehaltung *Bakāsana*, gefolgt von der Drehhaltung *Parivrtta Siddhāsana* und zum Schluss die Rückbeuge *Matsyāsana* sowie die universelle Abschlussübung *Shavāsana.*

YOGA-PHILOSOPHIE

In »Yoga inspiriert« habe ich ganz im Sinne des klassisch philosophischen Yoga die Yoga-Sutras des Patañjali benannt und erklärt. Hier wende ich mich dem religiösen Yoga zu, wie er in der *Bhagavadgitā* beschrieben wird.

Seit Anbeginn der Zeit, in allen Kulturen und auf allen Kontinenten stellt sich dem Menschen die immer gleiche Frage: »Wie soll ich in einer ausweglosser Situation handeln?« Im *Bhagavadgitā*, einer der wichtigsten heiligen Schriften im Yoga und im Hinduismus, geht es um das Zwiegespräch zwischen Krishna, einer irdischen Erscheinungsform von Vishnu, dem Lehrer, und Arjuna, dem Schüler. Krishna legt als Manifestation des Göttlichen dem jungen Krieger und Prinzen Arjuna auf dem Schlachtfeld die Grundgedanken über das Leben dar. Dabei dreht sich alles um die Fragen, wie wir spirituelle Entscheidungen treffen und ein spirituelles Leben führen können. In diesem Bezug ist die Bhagavadgita auch die bedeutendste Schrift des Bhakti-Yoga. Bhakti bedeutet so viel wie »religiöse Hingabe oder Liebe« und ist eine der drei hervorzuhebenden Übungswege des Yoga.

ÜBUNGSWEGE DES YOGA

KARMA-YOGA bedeutet wörtlich »Yoga des Handelns«. Er kann in jedem Moment des Alltags praktiziert werden, indem jede Handlung mit voller Bewusstheit und Achtsamkeit ausgeführt wird. Es geht darum, zu handeln, ohne an Erfolg oder Misserfolg anzuhaften – allein aus der inneren Klarheit und dem Bewusstsein für das, was im jeweiligen Augenblick erforderlich ist.

»Wer aber die Sinne mit dem Denken zu zügeln sich anschickt, [...], und ohne Anhaften mit den tat-orientierten Kräften den Yoga des Handelns übt, der ist vorzüglich.« (Bhagavadgitā, Kapitel 3.7)

JÑĀNA-YOGA ist der Weg des Wissens und der Erkenntnis als spirituelle Praxis. Dabei geht es nicht um das Anhäufen intellektuellen Wissens, sondern um eine tiefgehende, reflektierende Schulung des Bewusstseins – eine Weisheit, die aus der direkten Erfahrung des Lebens selbst erwächst. Ziel ist es, den tieferen Sinn des Yoga zu erkennen und bewusst zu machen. Die Yogini oder der Yogi lernt, zwischen Umwegen, Irrwegen und dem für sie oder ihn stimmigen, authentischen Pfad zu unterscheiden.

»Wer durch Yoga dem Handeln entsagt und seinem Zweifel durch Erkenntnis ein Ende gesetzt hat, der ist sich seines Selbst gewiß, ihn binden seine Taten nicht, [...].« (Bhagavadgitā, Kapitel 4.41)

BHAKTI-YOGA beschreibt den Weg der Hingabe und Liebe an Gott – an das Göttliche in allem, an das Göttliche in dir. Liebe ist die heilende Kraft des Universums und unseres Herzens. Unser Ego ist zeitlebens auf der Suche nach dieser Liebe. Wenn es sie nicht erkennt oder zu finden glaubt, reagiert es trotzig und zerstörerisch, ähnlich einem kleinen Kind. Doch weil es im Außen, im Materiellen sucht, bleibt seine Suche vergeblich. Die wahre Heilung wohnt in uns, in unserem Inneren – dort löst sich das Ego auf im Meer der Liebe und dem reinen Bewusstsein. Bhakti-Yoga ist sowohl der Pfad als auch der innere Zustand völliger Hingabe, tiefen Vertrauens und dem Sich-Anvertrauen an Gott und seine Gnade.

»Wer kein einziges Wesen haßt, freundlich ist und voller heilender Hinwendung, frei von »ich« und »mein«, Gleichmut wahrend in Lust und Leid, voller Geduld, [...], der ist mir lieb.« (Bhagavadgitā, Kapitel 12.13–14)

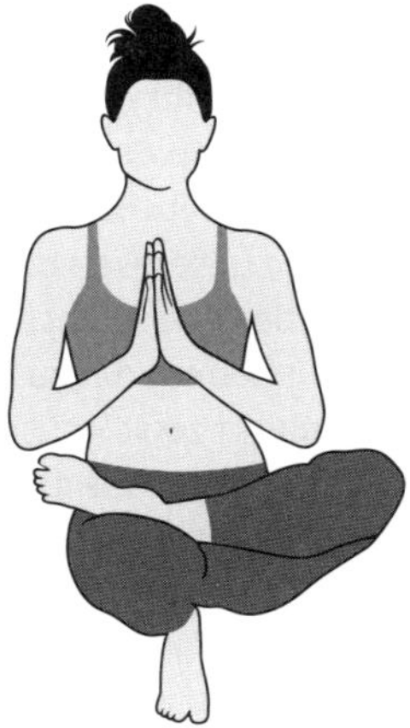

HINWEISE für eine wirkungsvolle Yoga-Praxis

Zu Beginn deiner Yoga-Praxis möchte ich dir ein paar wertvolle Denkanstöße mitgeben, die sowohl den äußeren als auch den inneren Raum betreffen und die Qualität deiner Übungspraxis maßgeblich verbessern können.

- Erschaffe dir deinen Wohlfühlraum für die Yoga-Praxis, deine eigene Insel!
- Übe mit deinem ganzen Bewusstsein.
- Mache dir bewusst, dass du dir jetzt selbst Liebe und Gnade erweist, denn dein Körper ist der Tempel deiner Seele auf Erden.
- Neugier, Demut und Hingabe sind die inneren Ausrichtungen für das Üben.
- Ermögliche dir, neue Erfahrungen zu machen, indem du alte Gewohnheiten aufgibst.
- Erkenne, dass du Kunst, Technik, Präzision und Feinabstimmung bist.
- Stelle sicher, dass du ungestört und fokussiert üben kannst.

- Atme in deinem persönlichen Rhythmus sanft und unhörbar durch die Nase ein und aus.
- Halte deine Augen offen (in Energie spendenden Haltungen kannst du sie auch schließen) und den Blick weich, ebenso deine Kehle bzw. deinen Hals.
- Entspanne das Gesicht sowie den Mund.
- Korrigiere deine Körperstruktur so, dass sie funktionell sinnvoll ist und du eine gute Haltung einnimmst.
- Neutrale Positionen und Entspannung müssen ebenfalls geübt werden.
- Balanciere Agonisten und Antagonisten in einem guten Verhältnis aus.
- Bewege aktiv schwer bewegliche Körperbereiche.
- Stabilisiere aktiv überbewegliche Körperbereiche.
- Benutze Hilfsmittel, bis du sie nicht mehr brauchst. Unterstütze deine Haltung zum Beispiel mit einem Gurt, wenn du deine Füße nicht mit den Händen fassen kannst. Nimm einen Klotz als Sitzerhöhung oder

eine Rolle, auf der du deinen Oberkörper oder Rücken ablegen kannst.
- Beobachte deine Gedanken und Gefühle während des Übens, aber folge ihnen nicht.
- Sei wachsam, und schreite voran.

AUFWÄRMPROGRAMM

In der Iyengar-Tradition ist es nicht üblich, ein Aufwärmprogramm vor der Yoga-Session zu machen, da ein ordentlich praktiziertes *Tadāsana* (die Grundlage für mehrere stehende Āsanas) alle Muskelgruppen restlos aufwärmt und aktiviert. Aus meiner eigenen Praxis weiß ich allerdings, dass ich manchmal nicht sofort in die aktiven Āsanas starten kann und mich sowie meinen Kreislauf erst achtsam in die Stellungen hineinführen muss. Da sich dieses Kartenset vorrangig an erfahrene Yoginis und Yogis richtet, weißt du wahrscheinlich am besten, was du und dein Körper brauchen, und kannst deine Lieblingsaufwärmübungen nach deinem Wunsch selbst einbauen.

AN KÖRPER- UND TAGESFORM ANGEPASSTES ÜBEN

Du kannst jede Āsana durch die Hinzunahme von Hilfsmitteln für dich und deinen Körper passend gestalten und in eine Energie spendende Haltung verwandeln. Wenn du beispielsweise in den Standhaltungen mit deinen Händen nicht zum Boden kommst, nimm einen oder zwei Blöcke oder einen Stuhl hinzu. Kommst du in Sitzhaltungen nicht an deine Füße, versuche es mit einem Gurt. Langfristig ist es gesünder, du hilfst deinem Körper und arbeitest dich Millimeter für Millimeter voran. Welche Freude, wenn du den Block dann irgendwann nicht mehr brauchst! So ziemlich jede Haltung lässt sich regenerativ üben, das ist nur eine Frage der hinzugezogenen Hilfsmittel. Standhaltungen kannst du mit dem Rücken an der Wand üben, manche auch im Liegen. Mit einem Bolster oder einer gerollten Decke in sitzenden Vorwärtsstreckungen deinen Kopf zu unterstützen, ist ein weiteres Tool, das du im Energie spendenden Bereich hinzuziehen kannst.

Die Verbindung zwischen YOGA, den ELEMENTEN, den DREI SELBSTEN und der HEILIGEN GEOMETRIE

Neben der Yoga-Praxis habe ich durch die vielen Fortbildungen in anderen Bereichen, zum Beispiel dem HUNA-Schamanismus, eine Verbindung der Āsanas mit den Elementen, den drei Selbsten und den Formen der Heiligen Geometrie erfahren. Diese Verknüpfung ist sehr bereichernd, daher möchte ich sie dir gern mitgeben.

Yoga ist eine Reise, auf der du dich von den äußeren Schichten zu den inneren hinbewegst, also vom Körper zur Seele. Alles beginnt mit den klaren Strukturen der Standhaltungen, mit deinem »groben« äußeren Körperbau und damit, wie du dich im Raum, in der Geometrie befindest.

STANDHALTUNGEN

HEXAEDER & ERDE

Die Standhaltungen vermitteln Erdung, Disziplin, Ausdauer und Kraft. Gekennzeichnet sind sie auf den grünbraunen Karten durch das Hexaeder, das in der Heiligen Geometrie das Element Erde symbolisiert. Es ist die stabilste aller Formen und versinnbildlicht damit die Quintessenz der Āsana-Gruppe.

Uttistha Sthiti korrigieren deine Haltung und Körperstruktur, brechen starre und träge Muster in dir auf und steigern deine Kraft und Ausdauer. Sie sind die Basis für alle weiteren Āsanas und wirken aktivierend auf das gesamte System. Als Variation kannst du sie mit dem Rücken an der Wand oder auch im Liegen üben. Das schafft Klarheit und macht deine Rückseite deutlich spürbar, was wiederum das Bewusstsein fördert. Anfangs hilft dies in Balancehaltungen, später genügt eine Hand an der Wand. Ich lege in *Ardha Chandrāsana* gern das erhobene Bein auf die Küchenarbeitsfläche, um an meiner Kraft und Ausrichtung zu arbeiten. Um Balancehaltungen vorzubereiten, ist es hilfreich, vorher aktiv beide Gehirnhälften zu verbinden. Dazu kannst du das *Hakini Mudra* verwenden oder mit einem Bein eine liegende Acht in die Luft malen, während du dich mit einem Arm an einer Wand abstützt. Mache dies mit beiden Beinen im Wechsel. In der Beugung positioniere deine Kniegelenke nie weiter nach vorn als deine Fußgelenke, mache einen 90-Grad-Winkel oder größer.

Tipp: Um die Kniebeugen optimal zu halten, hilft es, wenn du einen größeren Beinabstand einnimmst!

SITZHALTUNGEN

HOHES SELBST

Die Sitzhaltungen kommen nach den Standhaltungen, um die Anstrengung aus den Beinen zu lösen und den Körper ausruhen zu lassen. Sie öffnen deinen Geist für die höhere Führung und verbinden dich mit dem großen Ganzen. Dabei stärken sie die Wirbelsäule und machen sie geschmeidig. Deine Aufmerksamkeit richtet sich schon mehr nach innen in die tieferen Strukturen deines Körpers und deines gesamten Seins. Diese Haltungen haben eine beruhigende und zentrierende Wirkung auf den Körper. Für die meisten meiner Schülerinnen und Schüler war es immer von Nutzen, wenn sie auf einer Erhöhung saßen, da es ihnen sonst nicht möglich war, mit aufgerichteter Wirbelsäule zu sitzen. Der oberste ausgefüllte Kreis steht für dein Hohes Selbst, den Geist, den Spirit der höheren Führung. In diesen Haltungen empfängst du Impulse, beobachtest und wirst still.

VORWÄRTSSTRECKUNGEN

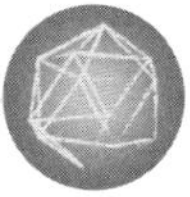

IKOSAEDER & WASSER

Die Vorwärtsstreckungen verbinden dich mit deinem Sein und lassen dich in deine innere Welt eintauchen. Durch sie richtest du den Blick aktiv auf deine Gefühlswelt. Die Kartenfarbe ist ein wunderschönes Türkis, das Symbol ist das Ikosaeder.

Bei den Vorwärtsstreckungen neigt sich das Herz deinem Körper zu, und dieser kann sich ausruhen und von der Anstrengung erholen. Deine Nerven entspannen sich, und ein Gefühl des Zu-sich-Kommens und der inneren Ruhe stellt sich ein. Diese Haltungen haben eine beruhigende Wirkung auf deinen Körper und das Nervensystem und sind außerdem eine gute Vorbereitung für Drehhaltungen und Rückbeugen.

DREHHALTUNGEN

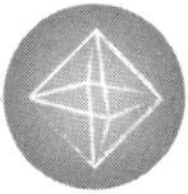

OKTAEDER & LUFT

Drehhaltungen machen dich flexibel und öffnen Verhärtungen in Körper und Geist. Du lernst, loszulassen und die vermeintliche Kontrolle aufzugeben, und kannst Neues begrüßen. Das Oktaeder kennzeichnet das Luftelement und symbolisiert die maximale Flexibilität in der Form. Die Kartenfarbe Pink soll dir das Bewusstsein dafür geben, dass, egal, wie flexibel du bist oder wirst, es sich letztlich immer um dein Herz dreht. Behalte diesen Dreh- und Angelpunkt im Fokus.

Die Basis für diese Haltungen wird durch die Vorwärtsstreckungen erarbeitet. *Parivrtta Sthiti* beleben und erfrischen die Wirbelsäule. Die Flexibilität in deinem Körper und Geist wird geschult. Drehhaltungen beinhalten immer zwei Richtungen: aufwärts sowie die jeweilige Drehrichtung.

ĀSANAS FÜR DEN BAUCH

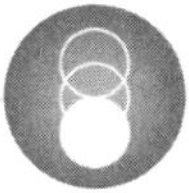

UNTERES SELBST

Im Bauch sitzt die »Spule deines Lebens«. Bewege und belebe deinen Bauchraum, und intensiviere dadurch deine Verbindung zu deinem Unterbewusstsein, damit du dein Bauchgefühl besser wahrnehmen und deuten kannst. Erdige Brauntöne zeichnen den Hintergrund dieser Karten ab. Die drei Kreise symbolisieren die drei Selbste, der unterste ist dein Bauchgefühl, dein Unterbewusstsein.

Wenn du deine Bauchmuskeln und deine Körpermitte aktivierst, achte dabei immer auf deine Lendenwirbelsäule, die aktiv mit einbezogen werden muss. Es gilt, dein Bewusstsein für die sichtbare Körpervorder- und die nicht sichtbare Rückseite zu schulen. In den meisten Fällen sind Hilfsmittel ratsam, zum Beispiel ein Gurt.

BALANCE-HALTUNGEN

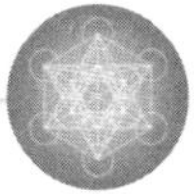

METATRONS WÜRFEL

Er ist einer der stärksten Symbole der Heiligen Geometrie. Der Würfel vereint Verstand mit Schöpfung und Wissenschaft mit Spiritualität. Die Blume des Lebens als Zentrum, um das sich 13 Kreismittelpunkte drehen, vereint somit das männliche und das weibliche Prinzip in perfekter Balance.

Nicht weniger verlangen die Asanās dieser Gruppe von dir: volle Konzentration und Fokus auf deine Mitte in liebevoller Harmonie und Balance. Sie helfen dir, deinen Schwerpunkt zu spüren und dich mit deiner inneren Weisheit zu verbinden. Gleichzeitig fördern sie deine natürliche, souveräne Präsenz. Erlaube dir, diese Āsanas mit Hingabe zu meistern. Sie sind ein Spiegel deiner inneren Welt, in der du die Schöpferin oder der Schöpfer bist. Durch ihre Praxis stärkst du nicht nur deine Arme und deine Rumpfmuskulatur, sondern unterstützt auch deine Bauchorgane.

RÜCKBEUGEN

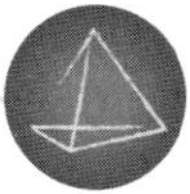

TETRAEDER & FEUER

Rückbeugen fordern dein ganzes Sein heraus. Sie öffnen dein Herz und können bis in deine kleinsten Zellen Blockaden lösen und schwere Energiefelder transformieren. Rückbeugen sind dem Element Feuer zugeordnet, dessen Symbol ist das Tetraeder. Auch die rotorange Kartenfarbe zeigt die Qualität dieser Āsanas an. Es wird heiß!

Um diese Haltungen gut vorzubereiten, ist es sinnvoll, vorher aktive Vorwärtsstreckungen zu machen, da deine Muskulatur auf der Körpervorderseite in einem perfekten Bewegungsablauf mit deinen Muskeln der Rückseite zusammenarbeiten muss. Rückbeugen erheben dein

Herz über den Kopf und präsentieren es »ungeschützt« der ganzen Welt. Sei hier liebevoll zu dir, und gib nicht auf. Es sind durchweg aktivierende und stimulierende Haltungen. Um dein vegetatives Nervensystem und deinen Körper wieder zu kühlen, kannst du zum Ausgleich passive Vorwärtsstreckungen, also mit dem Kopf auf einer Rolle oder Decke abgelegt, praktizieren.

UMKEHRHALTUNGEN

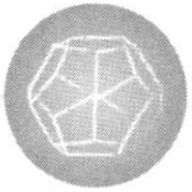

DODEKAEDER & ÄTHER

Für Umkehrhaltungen braucht es Mut und Willenskraft. Dieser Perspektivenwechsel kann deinen Blick auf dich und die Welt im Allgemeinen verändern. Das göttliche Atom, der Funke allen Seins, findet seine Darstellung im Dodekaeder mit wunderschönen Blautönen. Es ist das Sinnbild für die fünfte Kammer unseres Herzens und dem Element Äther zugeordnet.

Als Vorbereitung ist es hilfreich, *Prasarita Padottanāsana, Parsvottanāsana, Uttanāsana, Padangusthāsana* und/oder *Adho Mukha*

Svanāsana zu üben, um Körper und Geist auf die Haltung einzustellen. Als Vorbereitung für Arme und Schultern übe *Urdhva Hastāsana* und *Gomukhāsana*. Als aktivierende *Viparita Stithi* gelten *Adho Mukha Vrksāsana* und *Pinca Mayurāsana*.

In diesem Set ist der »König aller Āsanas« enthalten, der Kopfstand *Sālamba Sirshāsana*. Übe diese Āsana mit Bewusstsein, ohne Leistungsdruck und mit besonderer Achtsamkeit für deine Halswirbelsäule. Falls du dir unsicher bist, kann ein Kopfstandhocker eine sinnvolle und sichere Alternative sein.

Sālamba Sirshāsana regt das sympathische Nervensystem an und fördert die Ausschüttung von Adrenalin. Gerade deshalb ist es empfehlenswert, im Anschluss an den Kopfstand eine ausgleichende Haltung zu praktizieren, etwa *Sālamba Sarvangāsana, Viparita Karani* oder *Setu Bandha Sarvangāsana*. Diese helfen, das Nervensystem wieder zu harmonisieren und Überreizung zu vermeiden. In unserer modernen Gesellschaft leiden die wenigsten Menschen an einem Mangel an Anspannung oder Adrenalin – umso wichtiger ist es, in der Yoga-Praxis bewusst für Balance zu sorgen. Achte gut auf dich, und praktiziere mit innerer Ruhe und Selbstfürsorge.

Der Schulterstand *Sālamba Sarvangāsana*, die »Mutter aller Āsanas«, bildet das Gegenstück zu *Sālamba Sirshāsana*. Er beruhigt das vegetative Nervensystem und fördert die Ausschüttung von Noradrenalin. In der Iyengar-Tradition wird er nicht blank auf dem Boden, sondern immer mit einer 8–10 cm hohen Unterlage geübt. Dies dient dem Schutz der Halswirbelsäule, da jede Neigung, die größer als 60 Grad ist, ein Risiko für die Bandscheiben und die Anatomie darstellt. Drei gefaltete Decken oder ein Satz Schulterstandplatten sind dafür nötig. Dies gilt ebenso für *Halāsana* und *Supta Konāsana*. Nach *Sālamba Sarvangāsana* solltest du keine stimulierenden und aktivierenden Āsanas mehr üben, also keine Rückwartsstreckungen, kein Tanz der Wirbelsaule oder *Surya Namaskar.* Die Übungssequenz kannst du mit *Sālamba Sarvangāsana* und/oder Variationen davon beenden. Passive Vorwärtsstreckungen und Energie spendende Āsanas sind ebenfalls eine gute Möglichkeit.

ENERGIE SPENDENDE HALTUNGEN

MITTLERES SELBST

Die aktive Pause in Energie spendenden Haltungen ist der wesentlichste Akt der Selbstliebe und der Reife. Du verbindest dich mit der Weisheit deines Herzens und stärkst dein Herzfeld. Der ausgefüllte mittlere Kreis steht für diese Weisheit sowie für die Kraft der Gegenwart, die dir meist nur in aktiv gewählten Pausen bewusst wird. Grüngoldene Farbtöne laden dich ein, dich tief in die Liebe deines Seins sinken zu lassen.

Genieße, und bleibe im Geiste ruhig und auf deinen Körper und das soeben Erfahrene konzentriert. Vermeide es, während *Shavāsana* gedanklich schon an der Einkaufsliste zu schreiben. Das ist die Kunst und das Geschenk der Energie spendenden Āsanas. Mache es dir bequem, decke dich gegebenenfalls zu, damit du nicht auskühlst. Auch ein Augensäckchen ist von großem Nutzen, um die Welt noch ein bisschen draußen zu lassen und deinen Augen ein liebevolles Loslassen zu ermöglichen. Wenn du deine Beine ausstreckst und deine Fußsohlen an eine gerollte Decke legst, kannst du die Energie noch mehr im Körper behalten.

Bist du bereit, liebe Yogini, lieber Yogi? Ich wünsche dir so viel Freude beim Üben mit diesen Karten, wie ich sie beim Kreieren hatte, und noch mehr. Mögen sie deine Praxis bereichern und dir auf deiner Reise über deinen Körper zu deiner Essenz auf allen Ebenen ein verlässlicher und inspirierender Begleiter sein.

Namasté
Melanie

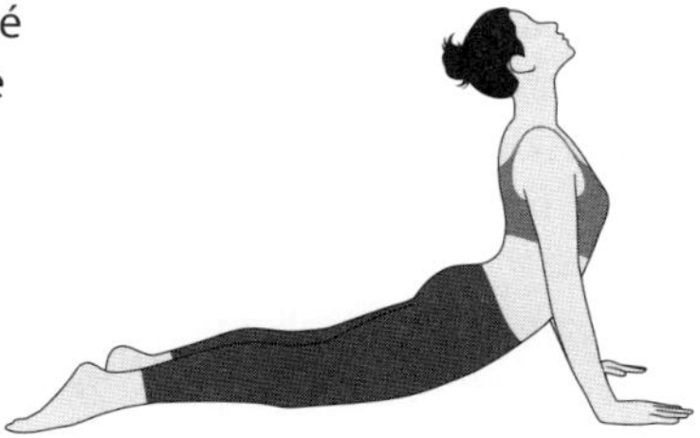

DANKSAGUNG

Ich danke **Guruji B.K.S. Iyengar** für sein Lebenswerk.

Danken will ich all den wunderbaren **Lehrerinnen und Lehrern der Sebastian Kneipp Akademie: Luise Wörle,** die Grande Dame des Iyengar-Yoga, **Dharmarpiya,** ein Meister des Yoga, **Barbara Weis & Karin Zugck,** die Yoga mit Hingabe und Herz leben, lieben und unterrichten, **Dr. Renate Miethge,** die mir Psychologie mit Lebendigkeit und Leichtigkeit vermittelte, **Dr. med. Heidi Hauke & Dr. med. Linnea Roth** für die wertvollen Anatomie-Lerneinheiten, **Carola Spegel & Erika Erber** für das Näherbringen der Yoga-Philosophie, **Susanne Ullmann** für die wichtige Pädagogik, **Peppi Welsch** für »Yoga Akrobatik«. Die Seminare bei geachteten Yoga-Lehrerinnen und -Lehrern an der Sebastian Kneipp Akademie konnte ich nur besuchen, weil sie für mich erreichbar in Bad Wörishofen stattfanden.

Mein Dank geht an all jene, die diese Seminare ermöglicht haben, und an diese Yoginis und Yogis: **Mira Metha, Jacky Nett & Ali Dashti, Willi Kiechle & Karl Bayer.**

Ohne Schüler keine Lehrerin! Aus diesem Grund möchte ich all meinen **Schülerinnen und Schülern** danken, ganz besonders denen aus Schwandorf! Es war mit die beste Zeit meines Lebens. Danke!

Danke auch dir, **Eva Graf.** Wir waren ein tolles Team.

Mein Dank geht an **Murat Karaçay.** Durch deine Gestaltung der Karten wurden sie mit Seele und Magie erfüllt. Mahalo.

Ich bedanke mich von ganzem Herzen beim **Schirner Verlag** und dem gesamten Team, insbesonder bei **Heidi Schirner** für die erneute Verwirklichung meines Projektes. Vielen Dank auch an meine Lektorin **Ina Keller,** die mich so sorgfältig und kompetent betreut hat, und an die Grafikerin **Hülya Sözer** für ihre gelungene grafische Anpassung der Bilder.

Mein größter Dank geht an meinen **Mann Alexander & meine Kinder.** Sie haben mir die Jahre der Ausbildung ermöglicht. Ohne den Rückhalt meiner Familie und Entbehrungen ihrerseits hätte das alles niemals in die Realität kommen können. Auch während der Zeit, in der ich mein Yoga-Studio geleitet habe, waren sie immer rücksichtsvoll und hilfreich an meiner Seite. Ohne Familie ist alles nichts. Aloha Mahalo aus der liebenden Tiefe meines Herzens.

Über die AUTORIN

Melanie Degelmann-Gessler ist eine erfahrene Yoga-Lehrerin in der Tradition nach Iyengar und führte über ein Jahrzehnt lang ein eigenes Studio in Schwandorf (Bayern). Sie absolvierte verschiedene Fort- und Weiterbildungen, etwa zur HUNA-Lehrerin bei Jeanne Ruland sowie in Fußreflexzonentherapie bei Schwester Jubilata im Kloster Strahlfeld. Der menschliche Körper und seine Gesunderhaltung durch die fünf Säulen nach Sebastian Kneipp (Lebensordnung, Wasser, Bewegung, Ernährung, Pflanzenheilkunde) sind für sie die Basis eines alltagstauglichen und sinnvollen Lebenskonzepts.

www.melanie-riseup.de

QUELLEN

Hirschi, Gertrud: Yoga für Seele, Geist und Körper. Synergia 2022

Iyengar, B.K.S.: Licht auf Yoga. Nikol 2013

Iyengar, B.K.S: Yoga – Der Weg zu Gesundheit und Harmonie. DK 2021

Iyengar, B.K.S. und Geeta: Grundrichtlinien für YogalehrerInnen. Iyengar-Yoga-Deutschland 2006

Mehta, Mira, Silvia und Shyam: Yogagymnastik für Entspannung, Energie und Wohlbefinden. Christian 1991

Reinelt, Joachim: Der Yoga Pfad. Aquamarin 2009

Wolz-Gottwald, Eckard: Yoga-Philosophie-Atlas. Via Nova 2013

Worle, Luise: Yoga als Therapie. Urban & Fischer/ Elsevier 2017

BILDNACHWEIS

Bilddatenbank www.shutterstock.com:
Āsanas: # 1414374020 (© Babkina Svetlana), # 1189333087 (© AnastasiaSonne), # 1389800096 (© Tond Van Graphcraft), # 1846204861 (© Tond Van Graphcraft), # 2151774179 (© Lio putra), # 2152084909 (© Lio putra) und # 2036222153 (© Vips_s)

Übersetzungen der SANSKRIT-Begriffe

STANDHALTUNGEN
ŪRDHVA BADDHANGULIYĀSANA IN TADĀSANA:
ūrdhva = nach oben | baddha = gefangen, gebunden | Anguli = Finger
UTTHITA HASTA PĀDĀSANA:
utthita= gestreckt | Hasta = Hand | Pāda = Fuß
ARDHA UTTĀNĀSANA:
ardha = halb; ut = intensiv | tān = strecken, verlängern
UTTHITA PĀRSHVAKONĀSANA MIT NAMASKARĀSANA:
utthita= gestreckt | Pārshva = Seite | Kona = Winkel | Namas = Verbeugung/ Huldigung | kara = tun
PĀRSHVŌTTĀNĀSANA:
Pārshva = Seite, Flanke | ut = intensiv | tān = strecken, verlängern
UTTHITA HASTA PĀDĀNGUSTHĀSANA I–III:
utthita = gestreckt | Hasta = Hand | Pādāngustha = großer Zeh

ŪRDHVA PRASARITA EKA PĀDA ADHO MUKHA SVĀNĀSANA:
ūrdhva = nach oben | prasārita = ausgestreckt, geweitet | eka = eins | Pāda = Fuß | adho = nach unten | Mukha = Gesicht | Svāna = Hund
ŪRDHVA PRASĀRITA EKA PĀDĀSANA:
ūrdhva = nach oben | prasārita = ausgestreckt, geweitet | eka = eins | Pāda = Fuß
UTTĀN PRISTHĀSANA:
ut = intensiv | tān = verlängern, ausstrecken | pristha = Rückseite des Körpers |
PARIGHĀSANA:
Parigha = Querbalken/ Riegel
SHASHANKĀSANA:
Shashanka = Kaninchen/ Hase
SITZHALTUNGEN
PADMĀSANA:
Padma = Lotos
MĀLĀSANA:
Mālā = Gebetskette/ Hocke/ Girlande
EKA PĀDA SIRSHĀSANA:
eka = eins | Pāda = Bein/ Fuß | Sirsha = Kopf
EKA PĀDA RĀJAKAPOTĀSANA I:
eka = eins | Pāda= Fuß | Rāja = König | Kapota = Taube

HANUMĀNĀSANA:

Hanumān = mächtiger Anführer der Affen

VORWÄRTSSTRECKUNGEN

ADHO MUKHA BADDHA KONĀSANA:

adho = nach unten | Mukha = Gesicht | baddha = gebunden | Kona = Winkel

MARJARYĀSANA:

Marjari = Katze

KŪRMĀSANA:

Kūrma = Schildkröte

DREHHALTUNGEN

PARIVRTTA SIDDHĀSANA:

parivrtta = umgekehrt, umgedreht | Siddha = halbgöttliches Wesen von großer Reinheit und Heiligkeit

PARIVRTTA UTKATĀSANA:

parivrtta = umgekehrt, umgedreht | utkat = mächtig/ wild

MARICHYĀSANA VARIATION:

Marichi = Sohn des Schöpfers Brahma

PARIVRTTA JĀNU SIRSHĀSANA:

parivrtta = umgekehrt, umgedreht | Jānu = Knie | Sirsha =Kopf

ĀSANAS FÜR DEN BAUCH

EKA PĀDA PAVANAMUKTĀSANA:

eka = eins | Pāda = Fuß | Pavana = Wind/ Luft | mukat = befreit

ANANTĀSANA:
ananta = unendlich/ der Unendliche (Beiname Vishnus)
BALANCEHALTUNGEN
VRKSĀSANA MIT NAMASKARĀSANA:
Vrksa = Baum | Namas = Verbeugung/ Huldigung | kara = tun
ARDHA PADMA PĀDANGUSTĀSANA:
ardha = halb | Padma = Lotos | padangushtha = großer Zeh
BAKĀSANA:
Baka = Kranich
TITTIBHĀSANA:
Tittibha = Glühwürmchen/ kleines Insekt
EKA PĀDA GĀLAVĀSANA:
eka = eins | Pāda = Fuß | Gālava = Name eines Weisen
RÜCKBEUGEN
NATARĀJĀSANA:
Nata = Tänzer | Rāja = König (Najarāja ist ein Beiname Shivas, des Herrn des Tanzes)
MATSYĀSANA:
Matsya = Fisch (der Fisch-Inkarnation von Vishnu gewidmet)
BHUJANGĀSANA:
Bhujanga = Schlange/ Kobra
SALABHĀSANA:
Salabhā = Heuschrecke

PŪRVOTTĀNĀSANA:
Pūrva = Osten | ut = intensiv | tān = strecken, verlängern
EKA PĀDA ŪRDHVA DHANURĀSANA:
eka = eins | Pāda = Fuß | ūrdhva = nach oben | Dhanu = Bogen
CAMATKARĀSANA:
Camatka = Wunder/ »Wild Thing«
UMKEHRHALTUNGEN
SETU BANDHA SARVĀNGĀSANA:
Setu = Brücke | bandha = errichten | Sarva = alles, das Ganze | Anga = Glied/ Körper
UTTĀNA MAYŪRĀSANA:
ut = intensiv | tān = strecken, verlängern | Mayūra = Pfau
EKA PĀDA SARVĀNGĀSANA:
eka = eins | Pāda = Fuß | Sarva = alles, das Ganze | Anga = Glied/ Körper
KARNAPIDĀSANA:
Karna = Ohr | Pida = Druck
ARDHA SĀLAMBA SIRSHĀSANA II:
ardha = halb | sa = zusammen, begleitet | Ālamba = Stütze | Sirsha = Kopf
SĀLAMBA SIRSHĀSANA:
sa = zusammen, begleitet | Ālamba = Stütze | Sirsha = Kopf

VRISHCHIKĀSANA:
Vrishchika = Skorpion
ADHO MUKHA VRKSĀSANA:
adho = nach unten | Mukha = Gesicht | Vrksa = Baum
SĀLAMBA SARVĀNGĀSANA:
sa = zusammen, begleitet | Ālamba = Stütze | Sarva = alles, das Ganze | Anga = Glied/ Körper
ARDHA PINCHA MAYURĀSANA:
ardha = halb | Pincha = Feder/ Kinn | Mayūra= Pfau
ENERGIE SPENDENDE HALTUNGEN
ADHO MUKHA VIRĀSANA:
adho = nach unten | Mukha = Gesicht | Vira = Held
SUPTA VIRĀSANA:
Supta = liegend | Vira = Held
SHAVĀSANA:
Shava = Leichnam

Danke für deine **REZENSION**
– Gemeinsam sind wir mehr –

Liebe Leserin, lieber Leser,
von Herzen danken wir dir, dass du dieses Kartenset in den Händen hältst. Das bedeutet uns, dem Schirner Verlag und seinen Autoren, sehr viel. Aus voller Überzeugung und mit Hingabe widmen wir uns seit vielen Jahren Themen, die unser aller Lebensqualität und Bewusstwerdung dienlich sind, und hoffen, einen Beitrag für eine lichtvollere Welt leisten zu können. Wenn dir unsere Arbeit gefällt, möchten wir dich bitten, dir einige Minuten Zeit zu nehmen, um dieses Werk zu rezensieren. Warum? Die meisten Menschen lesen Rezensionen, bevor sie ein Buch oder ein Kartenset kaufen, da sie hierdurch einen Eindruck bekommen, ob und wie der Inhalt den Leser erreicht hat. Eine kurze Rezension ist dabei ebenso hilfreich wie eine lange, sehr ausführliche. Um es auf den Punkt zu bringen:

Eine Rezension ist heutzutage die beste Werbung für ein Autorenwerk!

Wenn du den Schirner Verlag und seine Autoren neben dem Buchkauf auch anderweitig unterstützen willst, dann bitten wir dich: Schreibe für jedes Werk eine Rezension – vielleicht als persönliche Leseempfehlung für die Buchhandlung in deiner Nähe oder online, z.B. beim Schirner

Verlag. Das wäre nicht nur eine Wertschätzung für die Autoren, sondern kann dazu beitragen, dass die Verkaufszahlen steigen und der Schirner Verlag auch in herausfordernden Zeiten Bestand hat.

WIE SCHREIBT MAN EINE REZENSION?

Grundsätzlich sollte eine Rezension aus der eigenen, subjektiven Sicht geschrieben werden, da es sich um eine persönliche Meinung handelt. Du kannst in zwei Sätzen deine Gedanken zu dem Werk äußern oder eine längere Rezension verfassen. Falls du nicht weißt, wie du beginnen sollst, hier ein paar Anregungen:

War der Text leicht verständlich geschrieben? Wie hat dir die Sprache gefallen? Wie empfandest du die Aufteilung der verschiedenen Themen?

War es unterhaltsam? War es deiner Meinung nach mit Herzblut und Liebe geschrieben? Wie hat es auf dich gewirkt?

Hat es dein Herz berührt? Konntest du dich wiederfinden?

War es tief greifend genug? Hast du viel Neues gelernt?

Hat es gehalten, was der Titel und die Beschreibung versprochen haben? Hat es deine Erwartungen erfüllt?

Was macht das Kartenset besonders? Warum sticht es heraus im Vergleich zu anderen, die ein ähnliches Thema behandeln?

Würdest du das Werk weiterempfehlen oder verschenken?

Dankeschön

lesen, fliegen, landen
Schirner Verlag

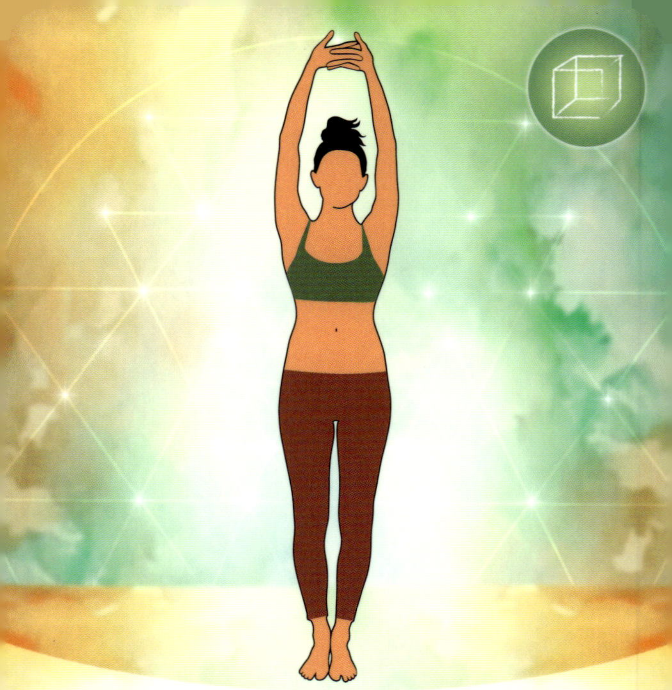

ŪRDHVA BADDHANGULIYĀSANA IN TADĀSANA

Freude, Erfüllung und Erfolg liegen auf dem Weg meines Herzens.

ALLE KRAFT
KOMMT
VON INNEN.

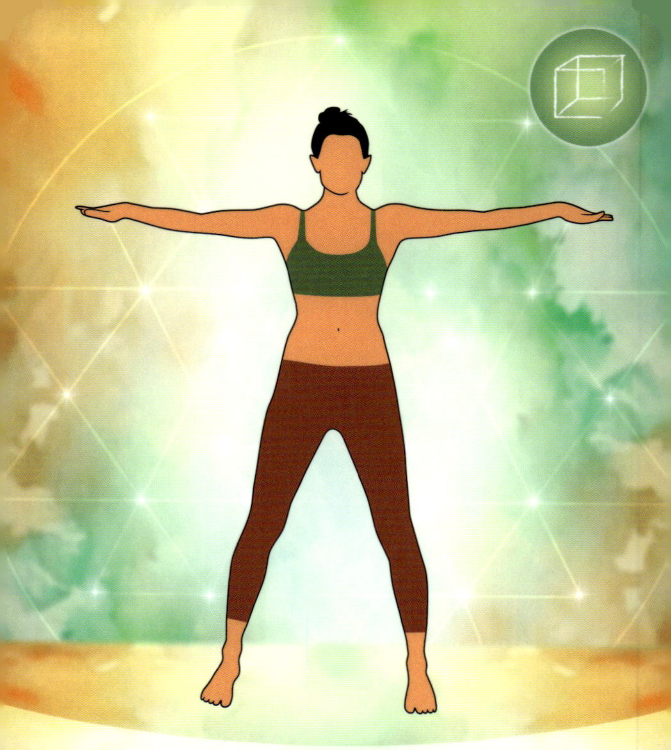

UTTHITA HASTA PĀDĀSANA

Ich spüre mich, und es darf einfach sein.

ALLE KRAFT
KOMMT
VON INNEN.

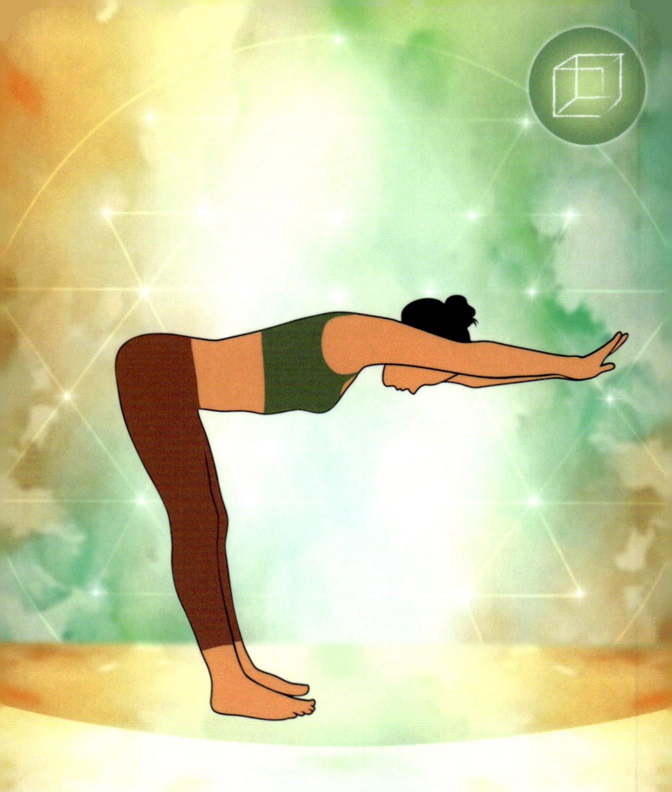

ARDHA UTTĀNĀSANA

Ich erlaube mir, ich selbst zu sein.

ALLE KRAFT
KOMMT
VON INNEN.

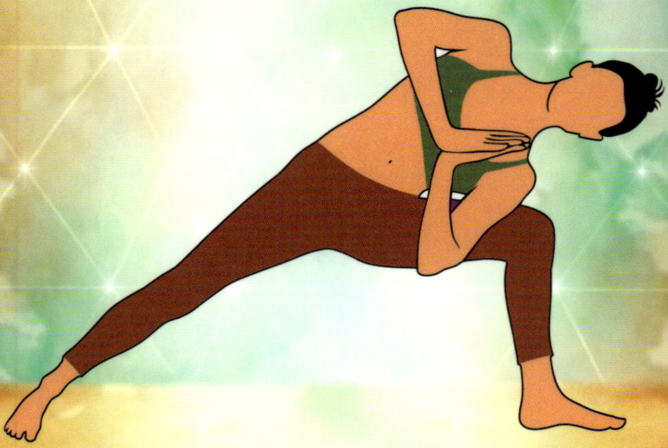

UTTHITA PĀRSHVAKONĀSANA MIT NAMASKARĀSANA

Es gibt immer mehr als eine Möglichkeit oder Richtung.

ALLE KRAFT
KOMMT
VON INNEN.

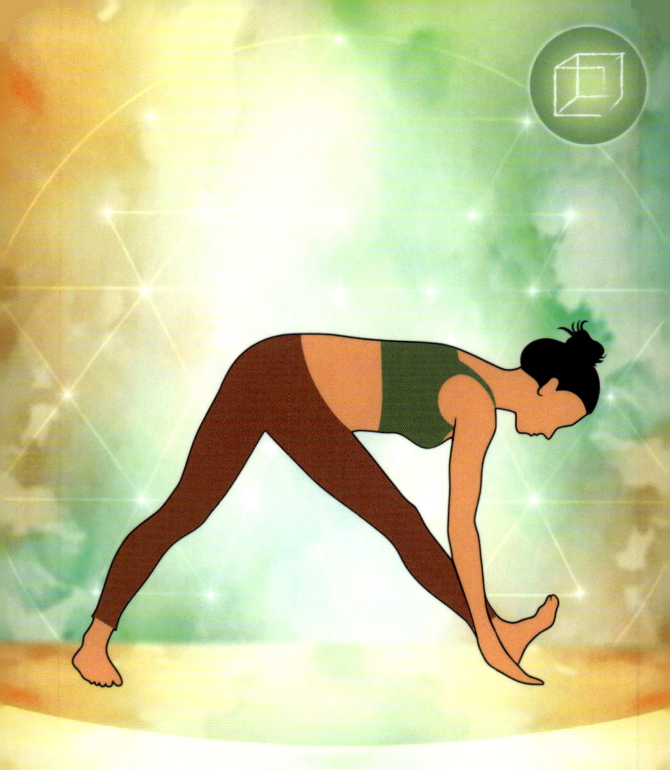

PĀRSHVŌTTĀNĀSANA

Ich wertschätze alles, was sich
in meinem Leben zeigt.

ALLE KRAFT
KOMMT
VON INNEN.

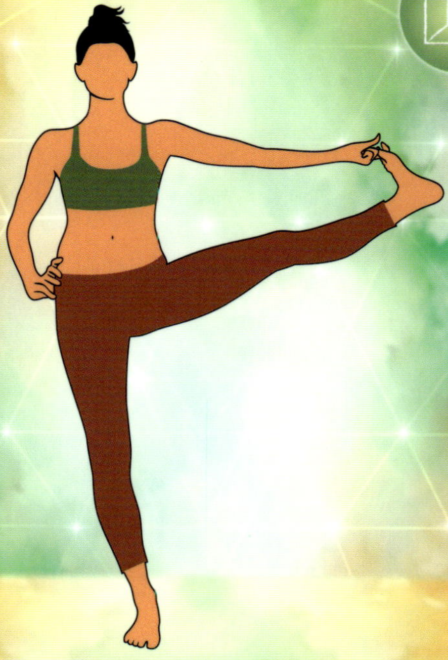

UTTHITA HASTA PĀDĀNGUSTHĀSANA I

Zuerst erscheint alles schwer.

ALLE KRAFT
KOMMT
VON INNEN.

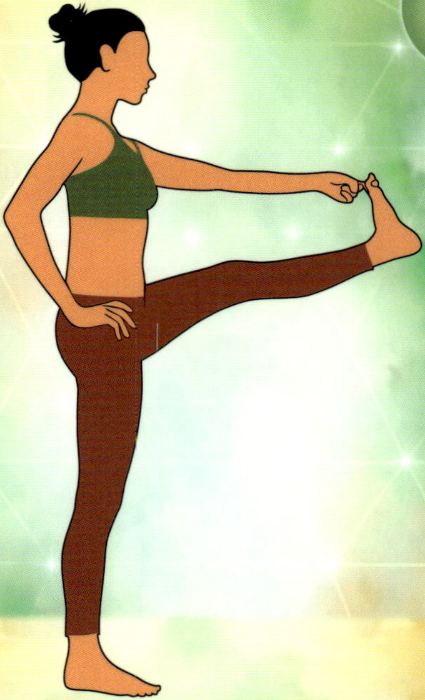

UTTHITA HASTA PĀDĀNGUSTHĀSANA II

Mit Übung und Geduld stellt sich auch das gewünschte Ergebnis ein.

ALLE KRAFT
KOMMT
VON INNEN.

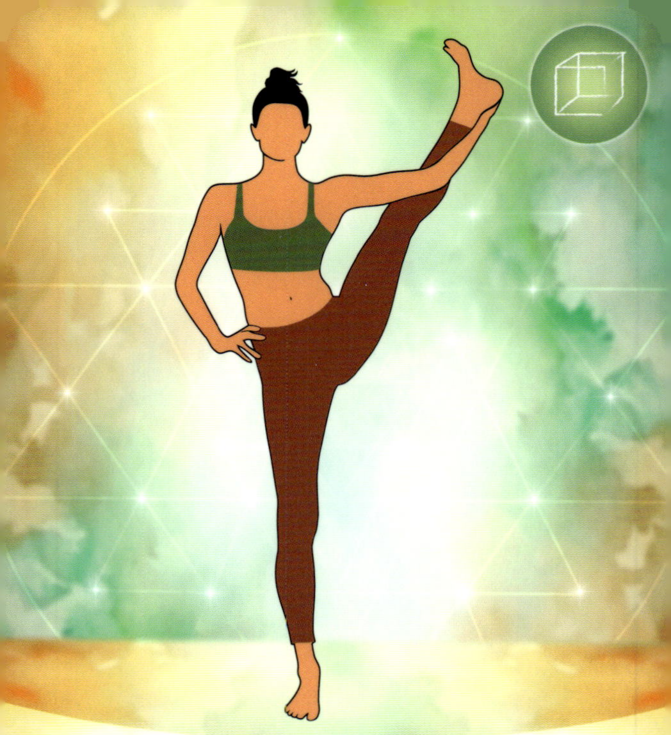

UTTHITA HASTA PĀDĀNGUSTHĀSANA III

Dankbar für das Erreichte
lächle ich mir selbst zu.

ALLE KRAFT
KOMMT
VON INNEN.

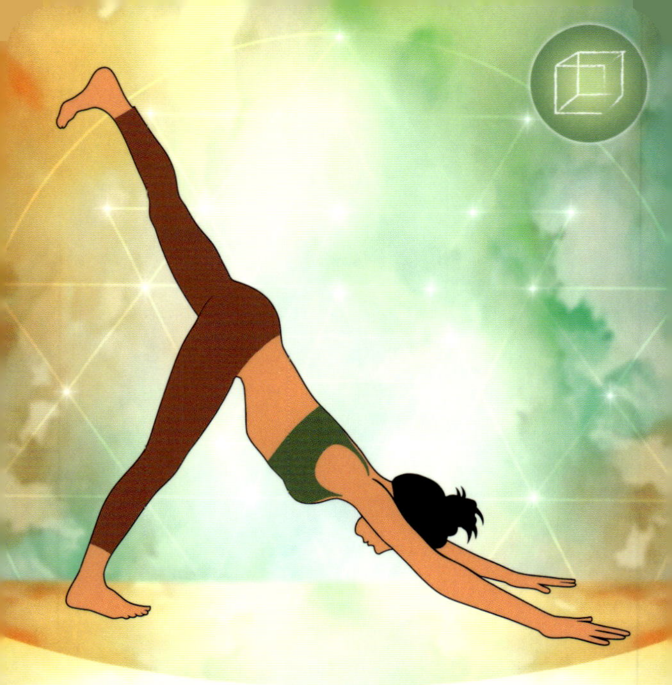

ŪRDHVA PRASARITA EKA PĀDA ADHO MUKHA SVĀNĀSANA

Jedes Meisterwerk, das ich bewundere,
ist ein Spiegel meines Selbst.

ALLE KRAFT
KOMMT
VON INNEN.

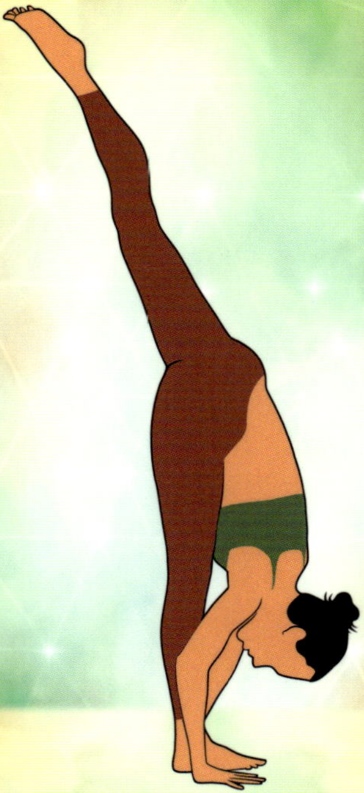

ŪRDHVA PRASĀRITA EKA PĀDĀSANA

Mit Leichtigkeit nehme ich meinen Raum ein.

ALLE KRAFT
KOMMT
VON INNEN.

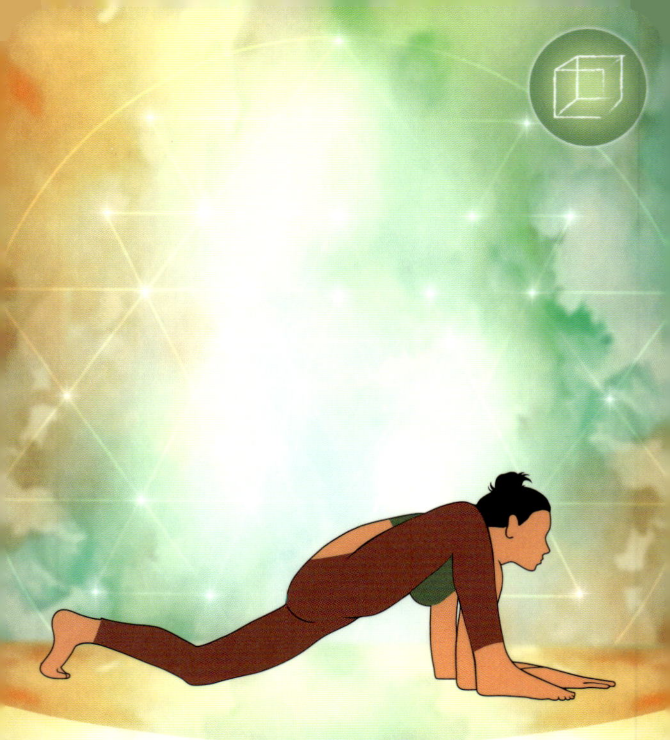

UTTĀN PRISTHĀSANA

Ich befreie mich von meinen einschränkenden Gedanken und Gefühlen.

ALLE KRAFT
KOMMT
VON INNEN.

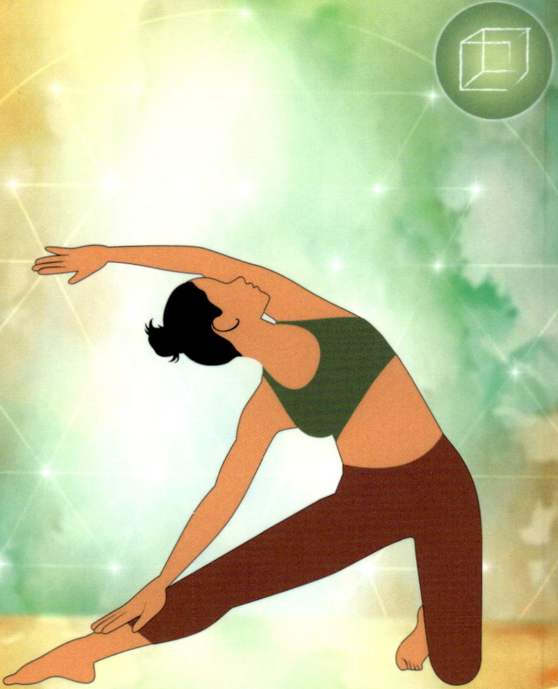

PARIGHĀSANA

Ich bewahre und kommuniziere
meine Grenzen selbstverständlich.

ALLE KRAFT
KOMMT
VON INNEN.

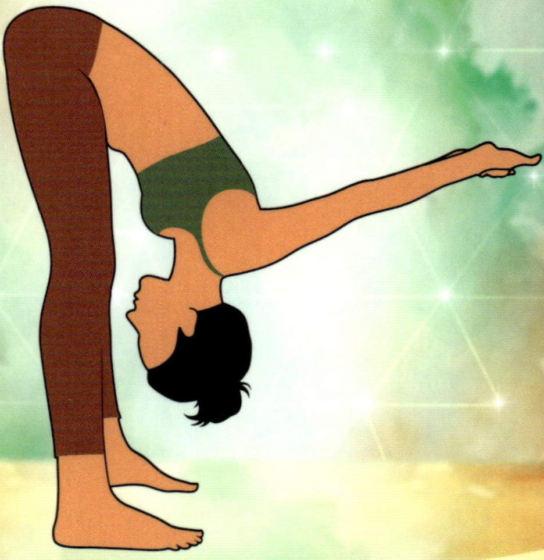

SHASHANKĀSANA

Geduldig lausche ich dem Fluss des Lebens.

ALLE KRAFT
KOMMT
VON INNEN.

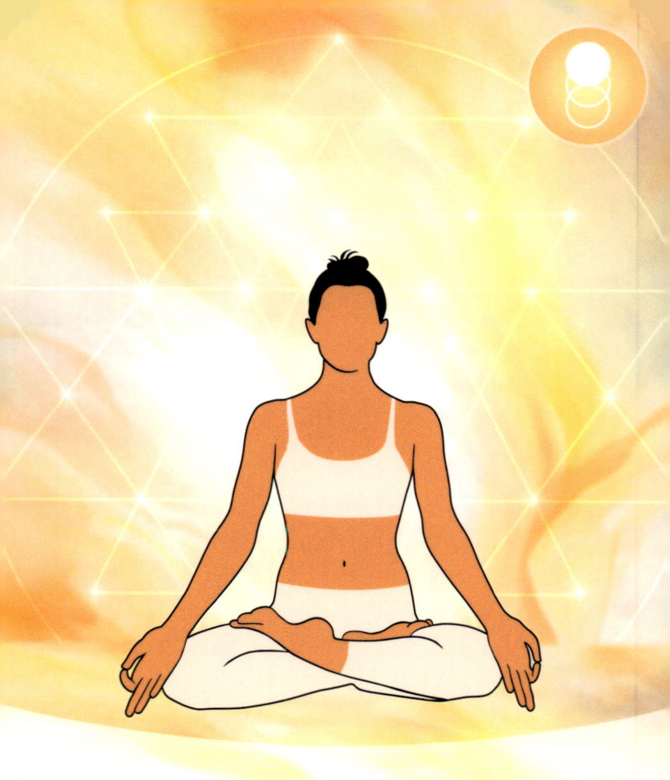

PADMĀSANA

In tiefer Ruhe erblüht Neues.

ALLE KRAFT
KOMMT
VON INNEN.

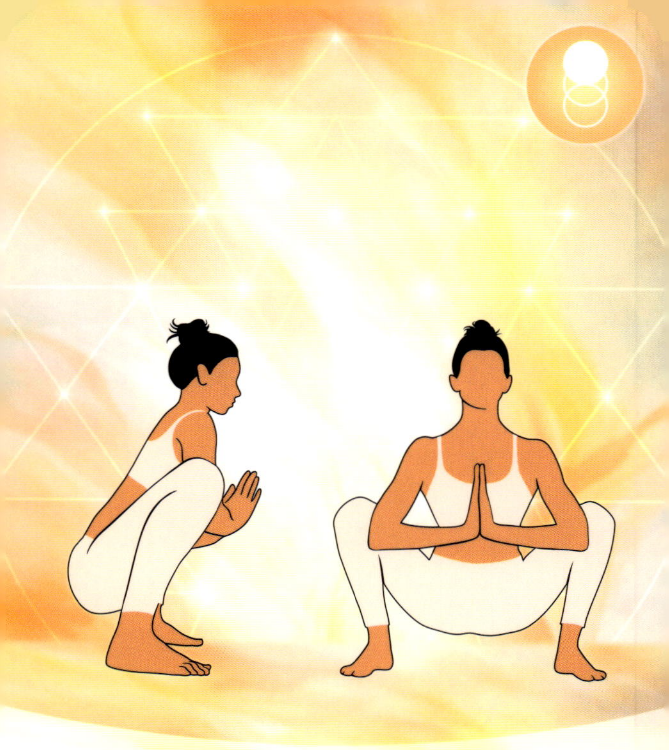

MĀLĀSANA

In meinem Schwerpunkt
kann ich ruhen.

ALLE KRAFT
KOMMT
VON INNEN.

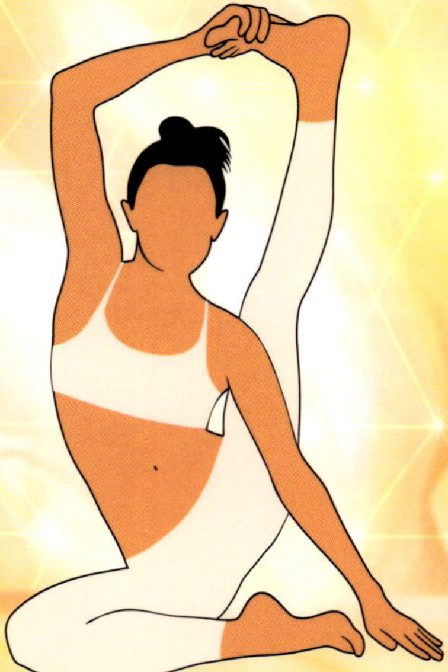

EKA PĀDA SIRSHĀSANA

Begeisterung ist die Energie,
die mich antreibt.

ALLE KRAFT
KOMMT
VON INNEN.

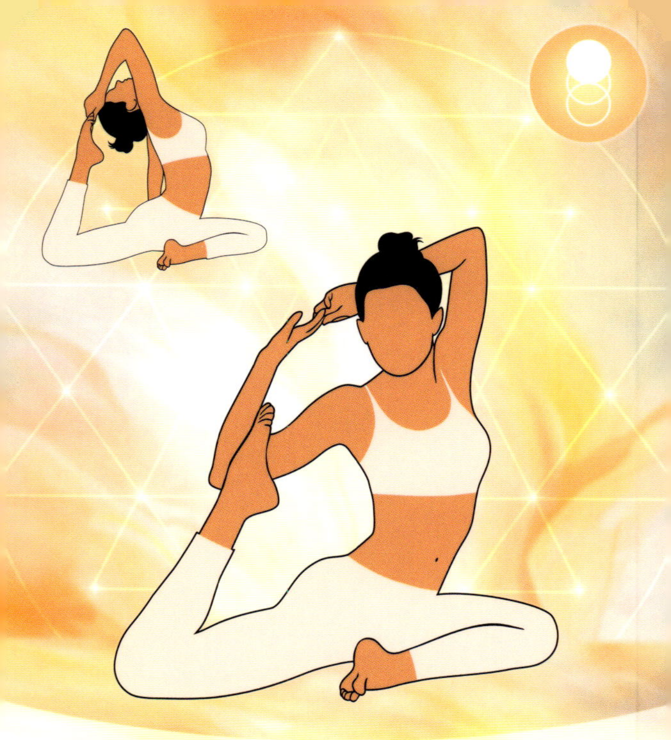

EKA PĀDA RĀJAKAPOTĀSANA I

Mit Herz und Hand geht es voran.

ALLE KRAFT
KOMMT
VON INNEN.

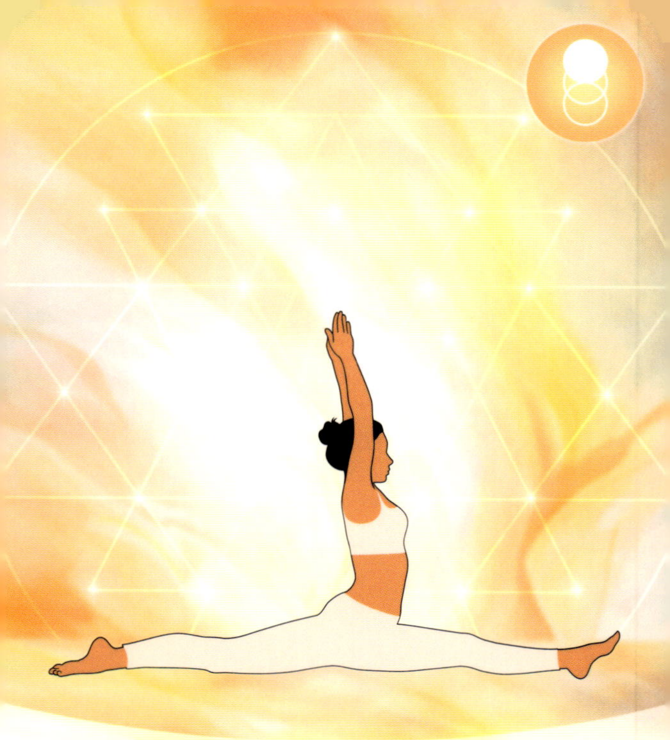

HANUMĀNĀSANA

Heute kann ich große
Sprünge wagen.

ALLE KRAFT
KOMMT
VON INNEN.

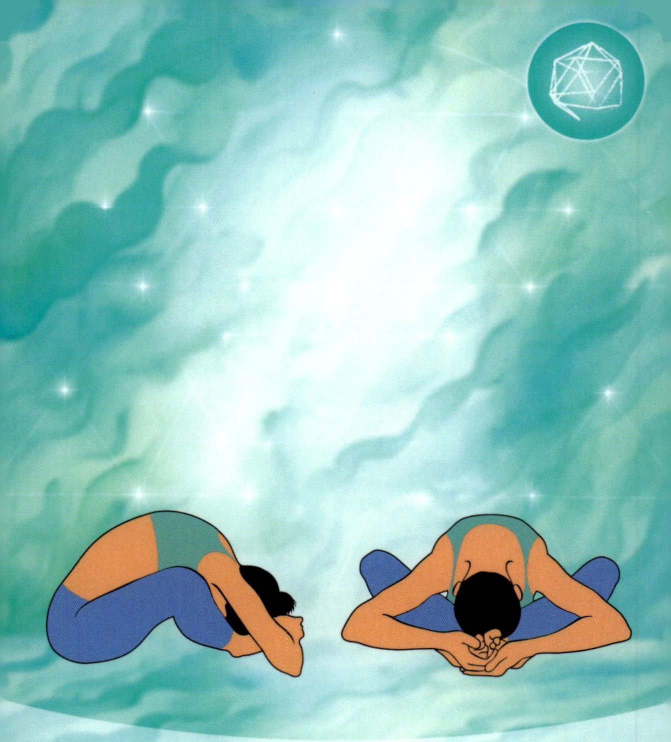

ADHO MUKHA BADDHA KONĀSANA

Ich bin immer für mich da.

ALLE KRAFT
KOMMT
VON INNEN.

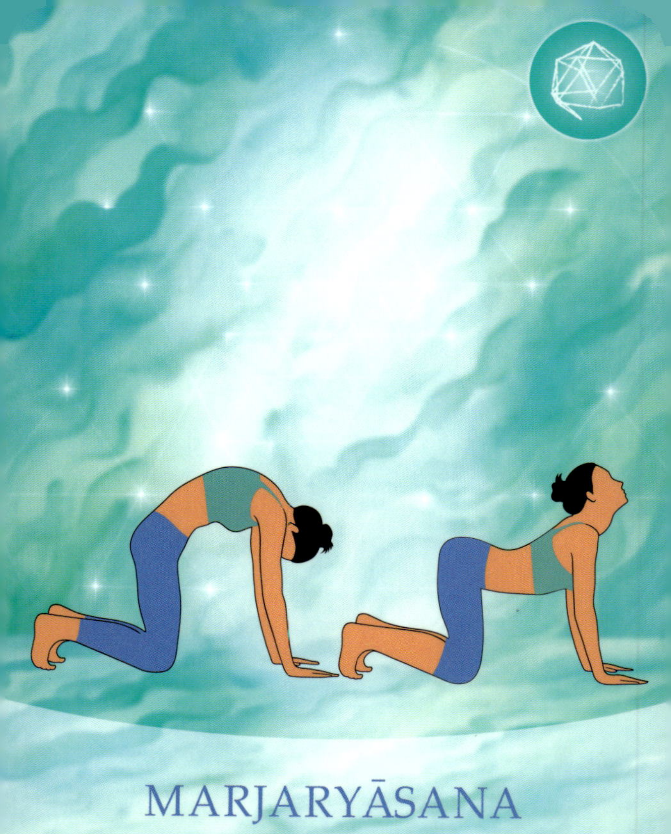

MARJARYĀSANA

Unabhängig und selbstbestimmt gehe ich meinen eigenen Weg.

ALLE KRAFT
KOMMT
VON INNEN.

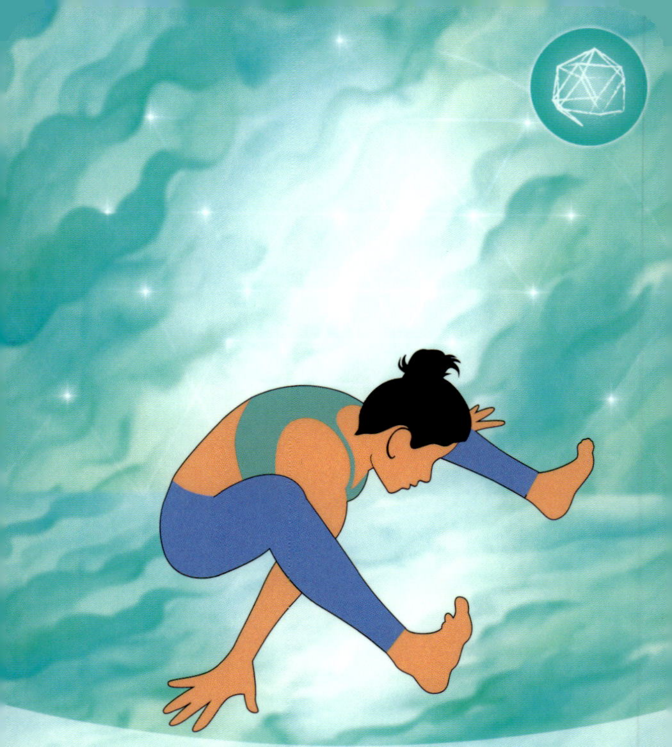

KŪRMĀSANA

Ich erschaffe und bewahre Frieden
in mir selbst.

ALLE KRAFT
KOMMT
VON INNEN.

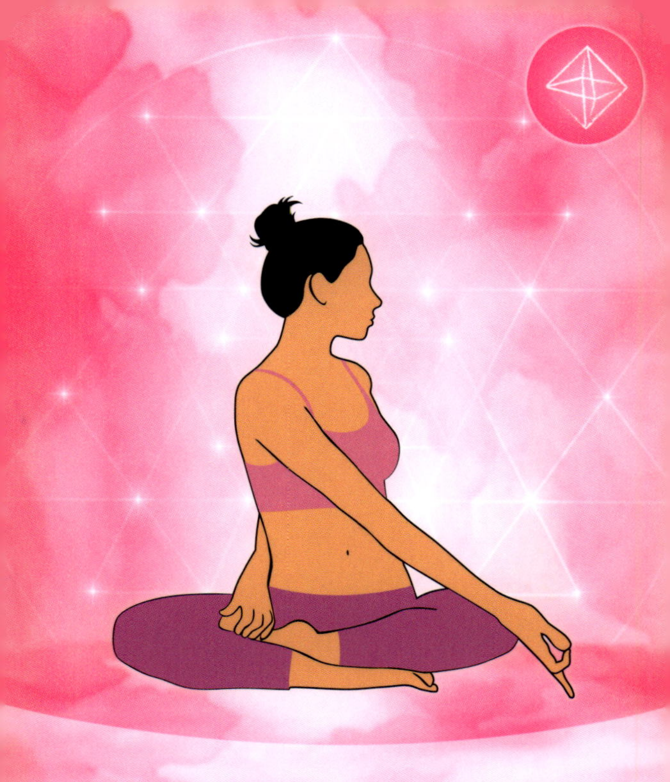

PARIVRTTA SIDDHĀSANA

Flexibilität öffnet mir neue Räume.

ALLE KRAFT
KOMMT
VON INNEN.

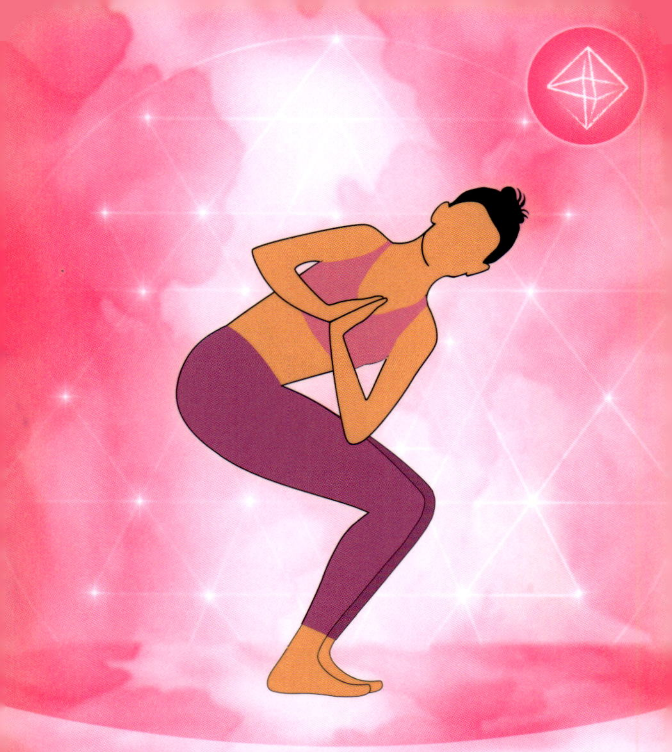

PARIVRTTA UTKATĀSANA

Dankbar, mutig und voller Freude
nehme ich Veränderungen an.

ALLE KRAFT
KOMMT
VON INNEN.

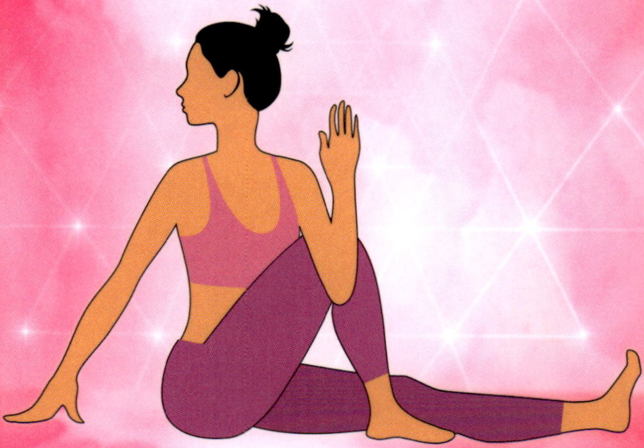

MARICHYĀSANA VARIATION

Wohin ich auch blicke, es ergeben sich neue Möglichkeiten.

ALLE KRAFT
KOMMT
VON INNEN.

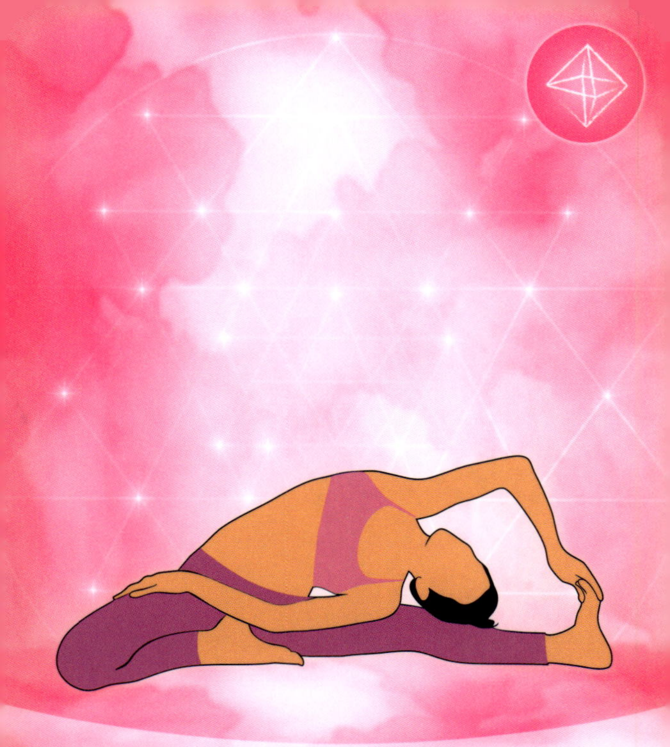

PARIVRTTA JĀNU SIRSHĀSANA

Mein Körper ist ein Geschenk.

ALLE KRAFT
KOMMT
VON INNEN.

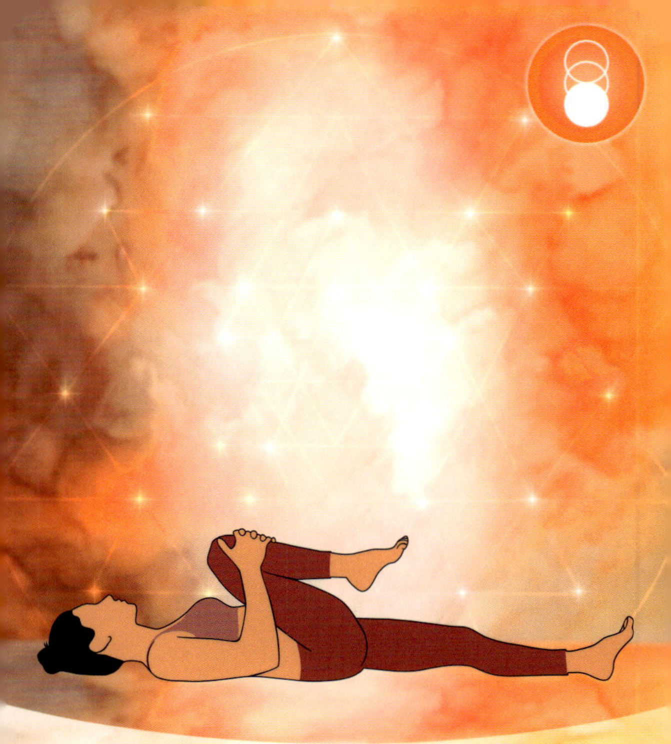

EKA PĀDA PAVANAMUKTĀSANA

Ich fühle mit mir, achte auf mich und sage Ja zu mir.

ALLE KRAFT
KOMMT
VON INNEN.

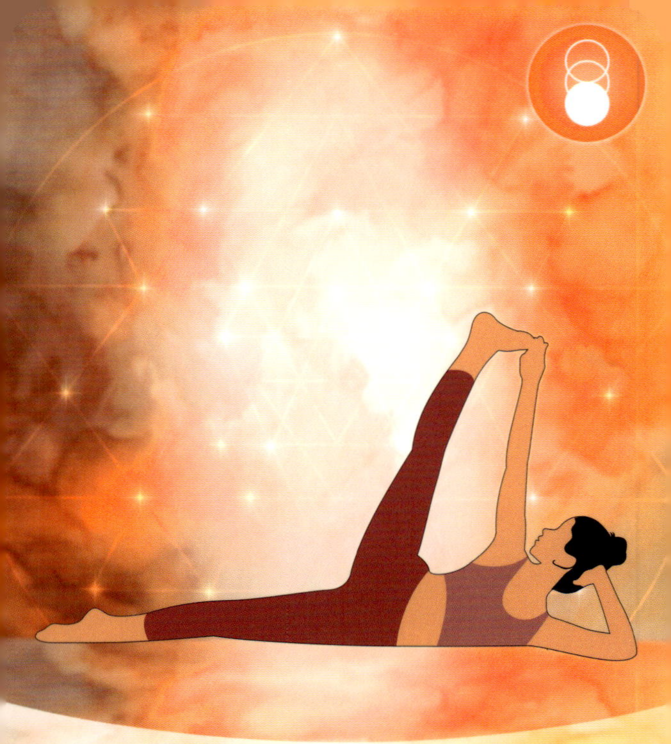

ANANTĀSANA

Mit Leichtigkeit fokussiere ich mich aus der Kraft meiner Mitte heraus.

ALLE KRAFT
KOMMT
VON INNEN.

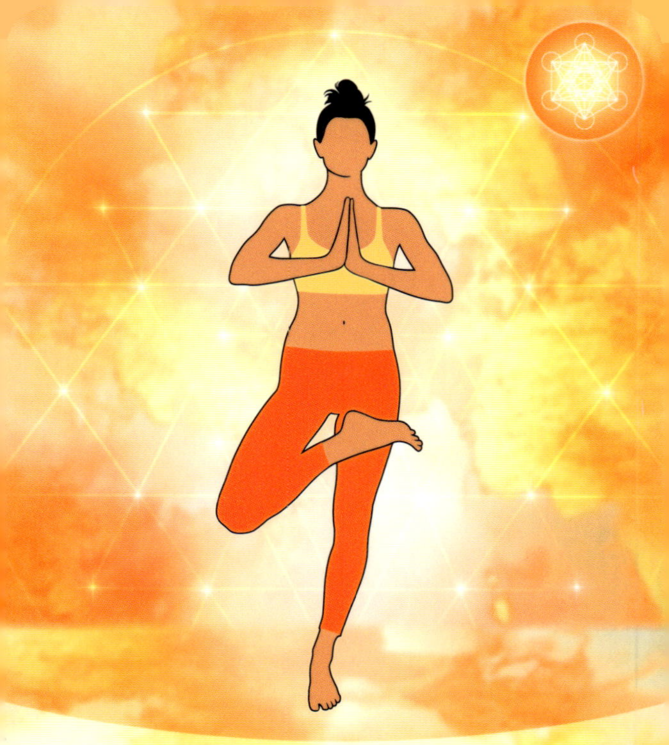

VRKSĀSANA MIT NAMASKARĀSANA

Achtsam blicke ich auf mein Leben.

ALLE KRAFT
KOMMT
VON INNEN.

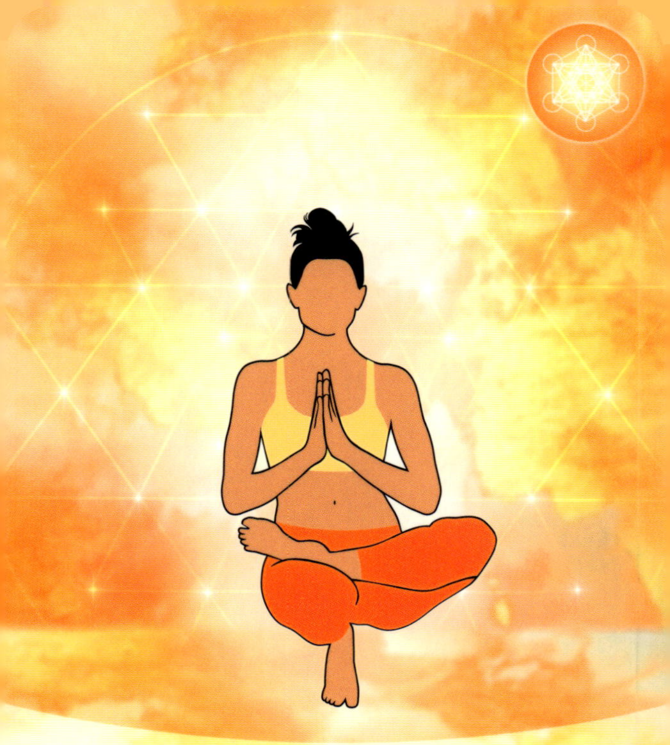

ARDHA PADMA PĀDANGUSTHĀSANA

Voller Freude öffne ich mich unterschiedlichen Lebenserfahrungen.

ALLE KRAFT
KOMMT
VON INNEN.

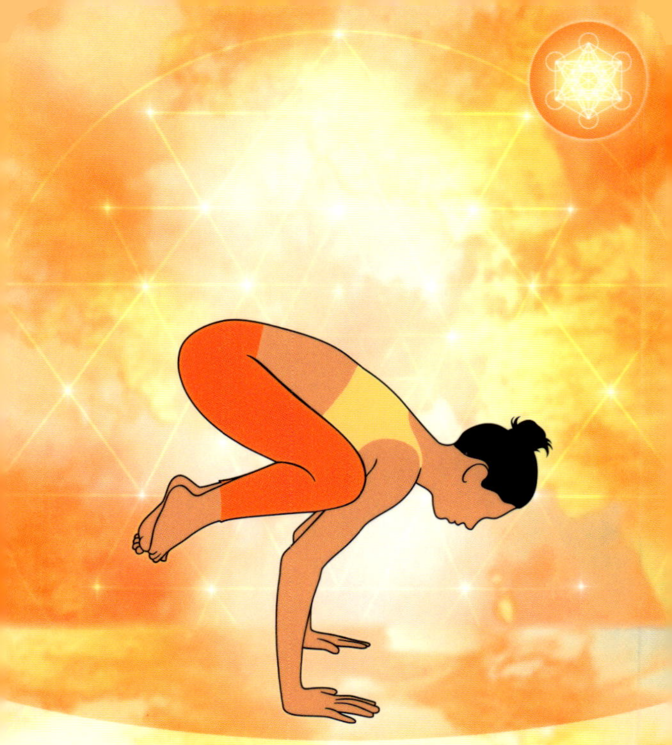

BAKĀSANA

Neue Perspektiven
ermöglichen Neues.

ALLE KRAFT
KOMMT
VON INNEN.

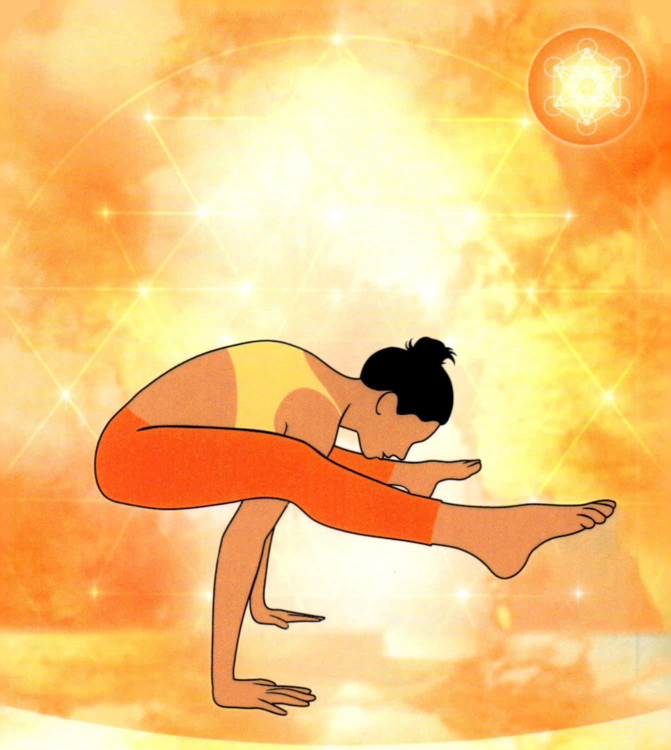

TITTIBHĀSANA

Das Leuchten in meinem Inneren
lässt mich wundervolle Dinge tun.

ALLE KRAFT
KOMMT
VON INNEN.

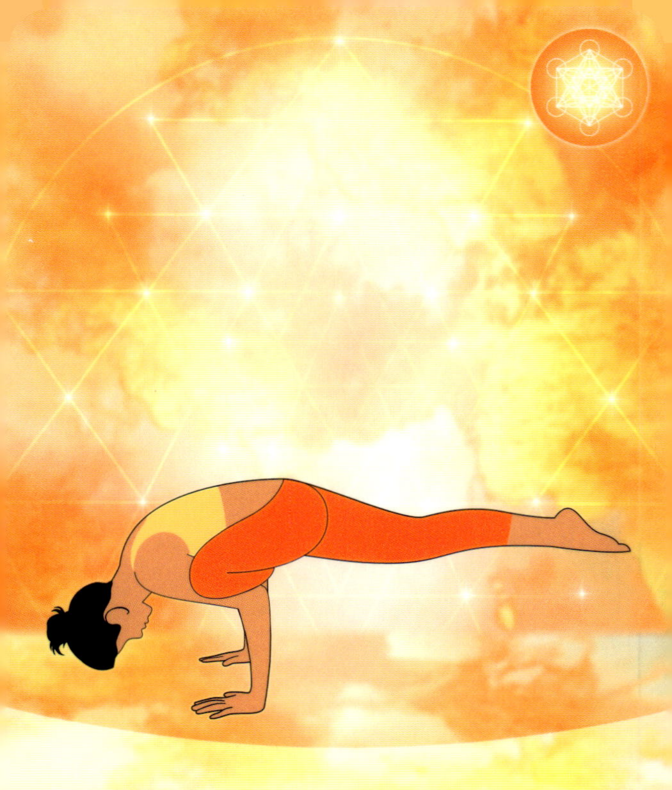

EKA PĀDA GĀLAVĀSANA

Ich erlaube mir neue Erfahrungen.

ALLE KRAFT
KOMMT
VON INNEN.

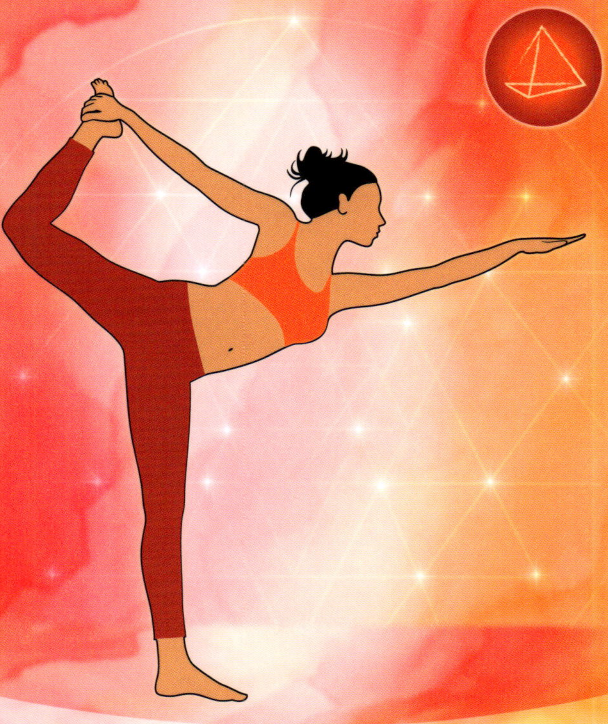

NATARĀJĀSANA

Ich tanze in meinem
eigenen Rhythmus.

ALLE KRAFT
KOMMT
VON INNEN.

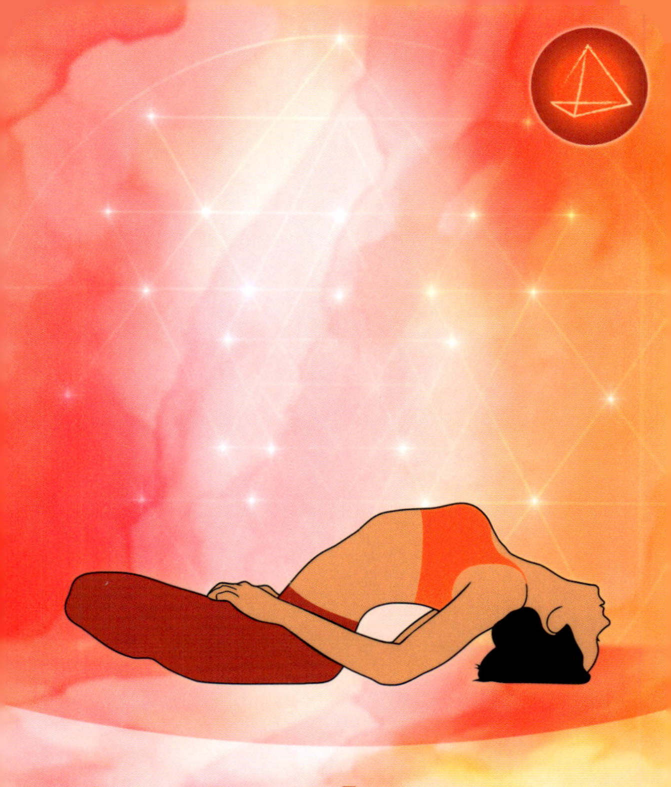

MATSYĀSANA

Ich bin empfänglich
für alles Schöne dieser Welt.

ALLE KRAFT
KOMMT
VON INNEN.

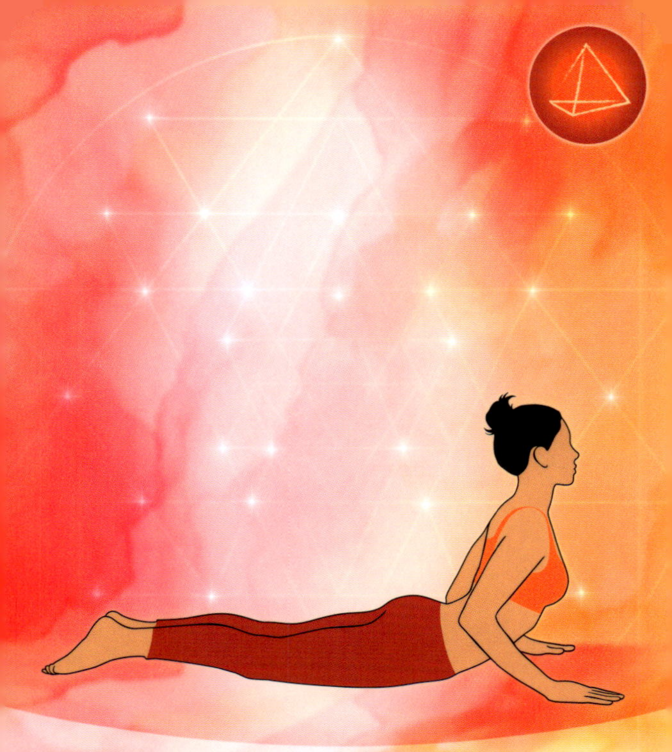

BHUJANGĀSANA

Ich kann, was ich will.

ALLE KRAFT
KOMMT
VON INNEN.

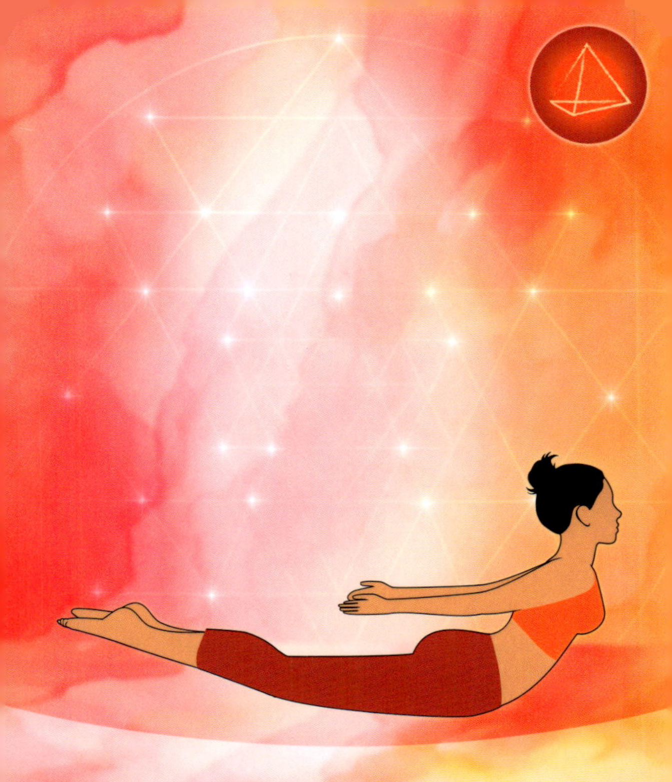

SALABHĀSANA

Alle Kraft kommt von innen.

ALLE KRAFT
KOMMT
VON INNEN.

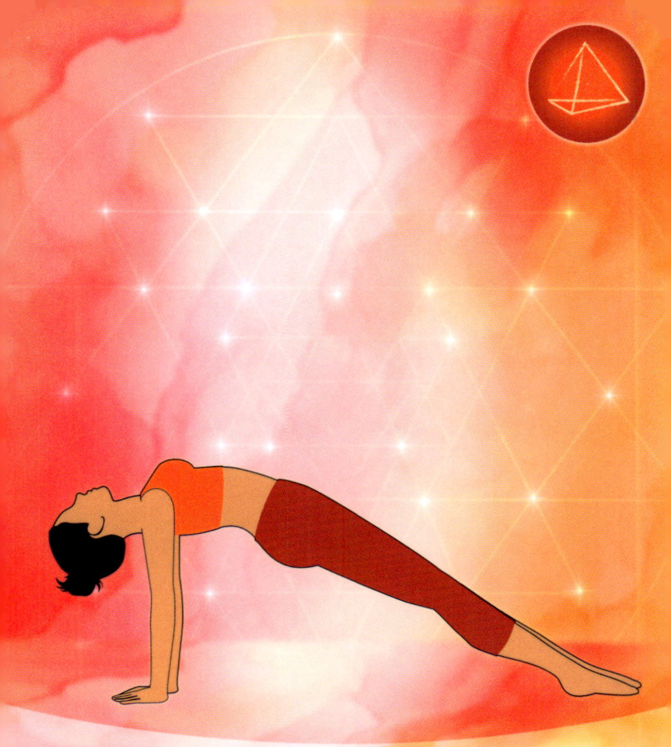

PŪRVOTTĀNĀSANA

Ich öffne mich für all die Geschenke dieses Tages.

ALLE KRAFT
KOMMT
VON INNEN.

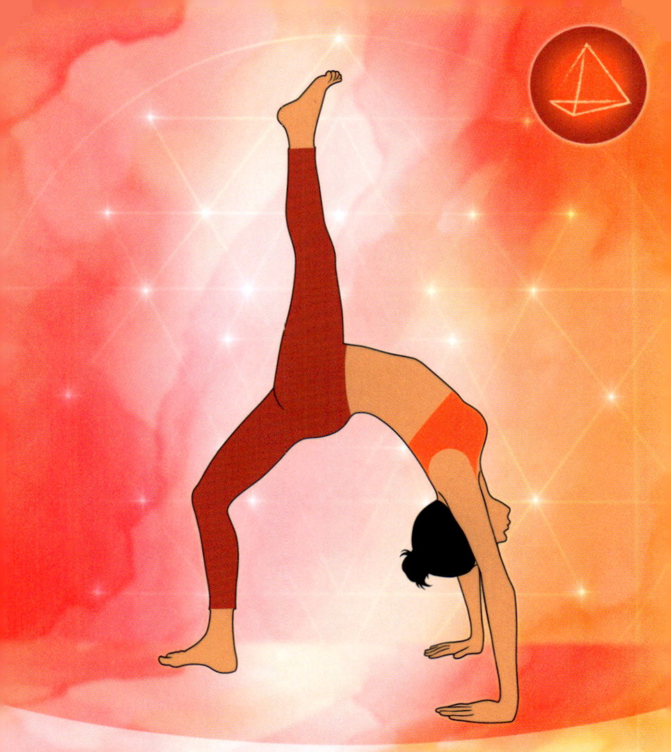

EKA PĀDA ŪRDHVA DHANURĀSANA

Mein Herzmagnet strahlt Liebe aus.

ALLE KRAFT
KOMMT
VON INNEN.

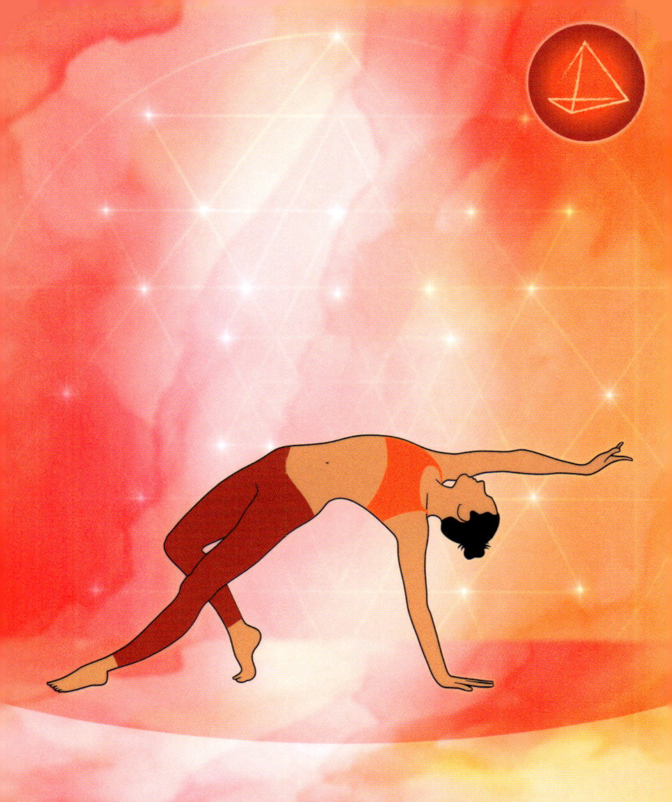

CAMATKARĀSANA

Wunder erwarten mich.

ALLE KRAFT
KOMMT
VON INNEN.

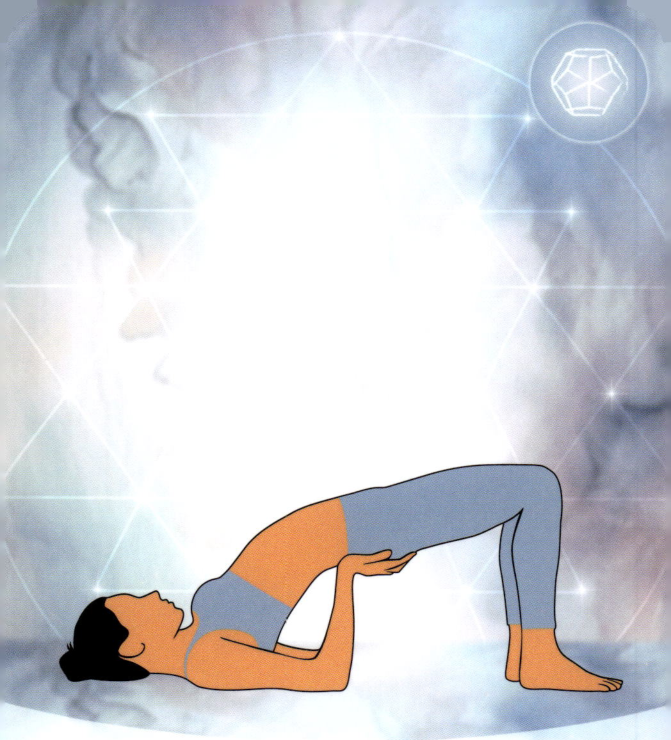

SETU BANDHA SARVĀNGĀSANA

Ich lebe im Jetzt und erschaffe mir bewusst täglich meine Realität.

ALLE KRAFT
KOMMT
VON INNEN.

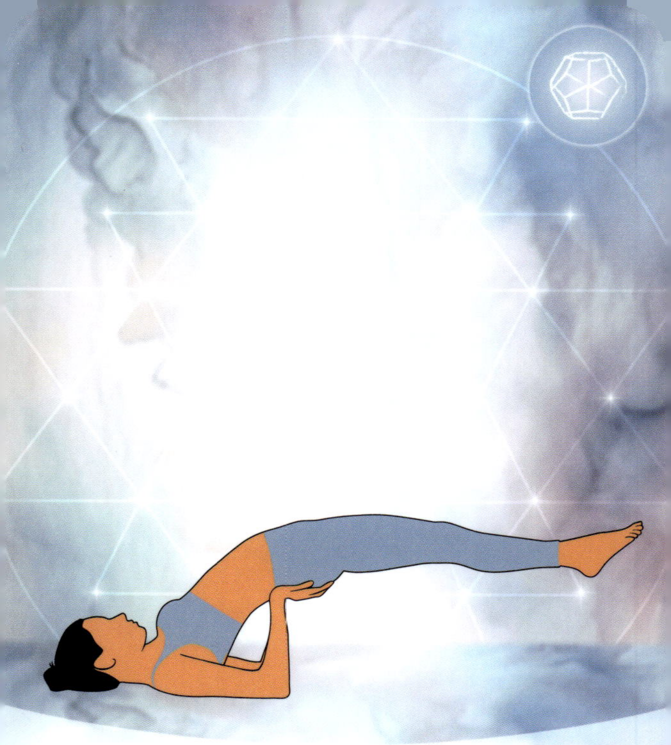

UTTĀNA MAYŪRĀSANA

Mein Herz entscheidet,
welchen Weg ich gehe.

ALLE KRAFT
KOMMT
VON INNEN.

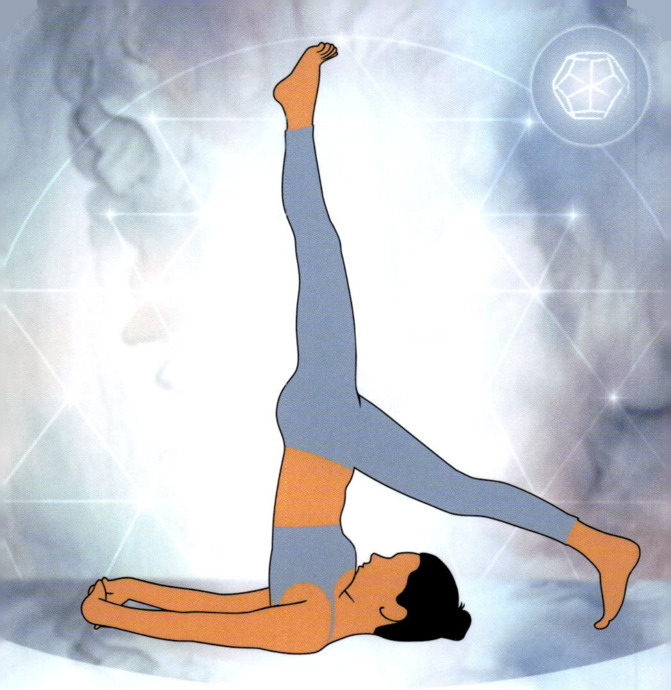

EKA PĀDA SARVĀNGĀSANA

Für alles in meinem Leben übernehme ich die Verantwortung und handle entsprechend.

ALLE KRAFT
KOMMT
VON INNEN.

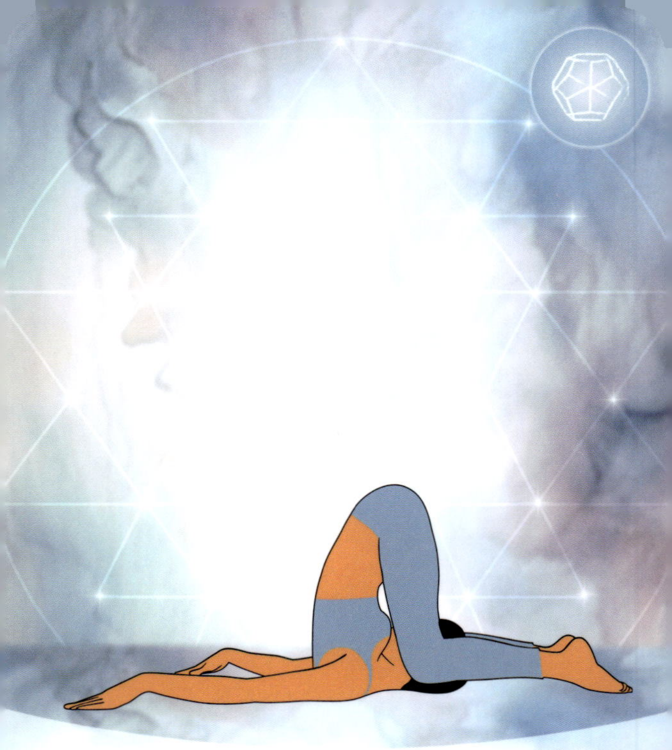

KARNAPIDĀSANA

Frei von Ablenkung ist es mir möglich, mir meiner selbst bewusst zu sein.

ALLE KRAFT
KOMMT
VON INNEN.

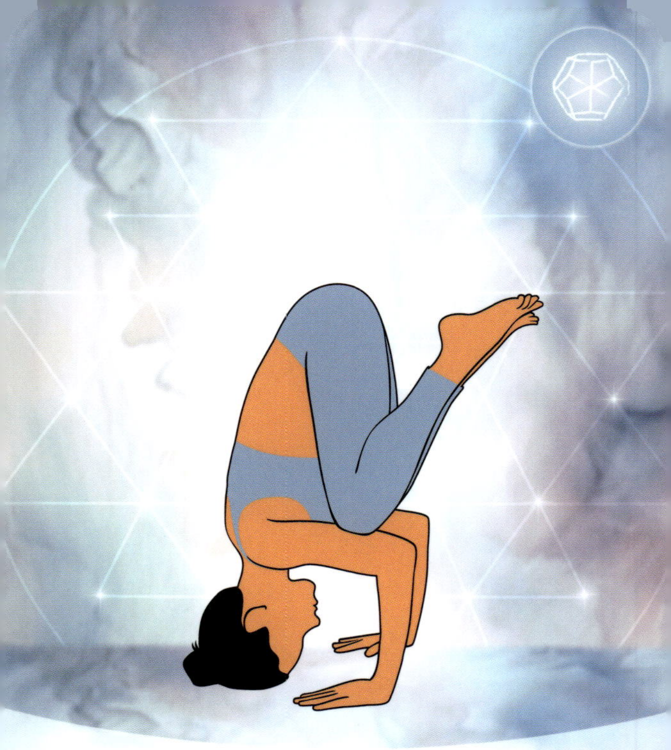

ARDHA SĀLAMBA SIRSHĀSANA II

Ganz bewusst begebe ich mich in meinen Stilleraum.

ALLE KRAFT
KOMMT
VON INNEN.

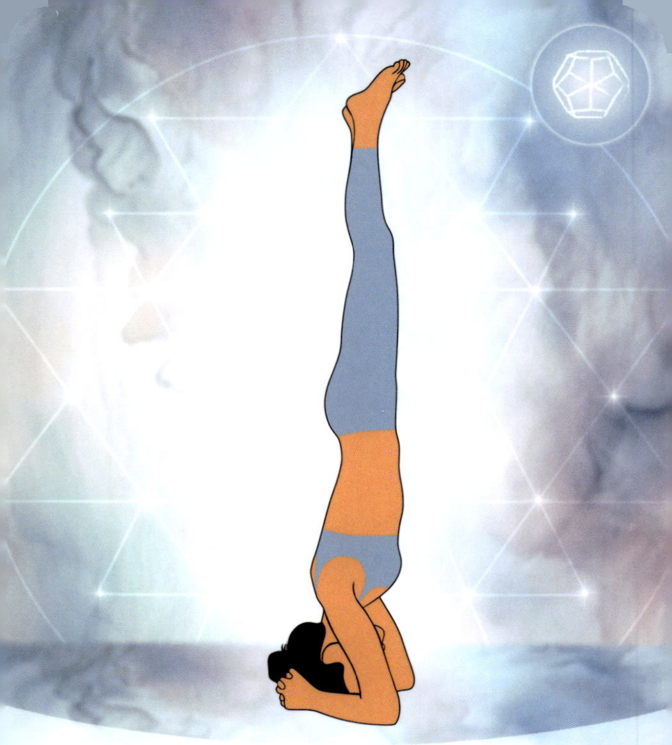

SĀLAMBA SIRSHĀSANA

Mutig folge ich meinen Träumen und meiner Intuition.

ALLE KRAFT
KOMMT
VON INNEN.

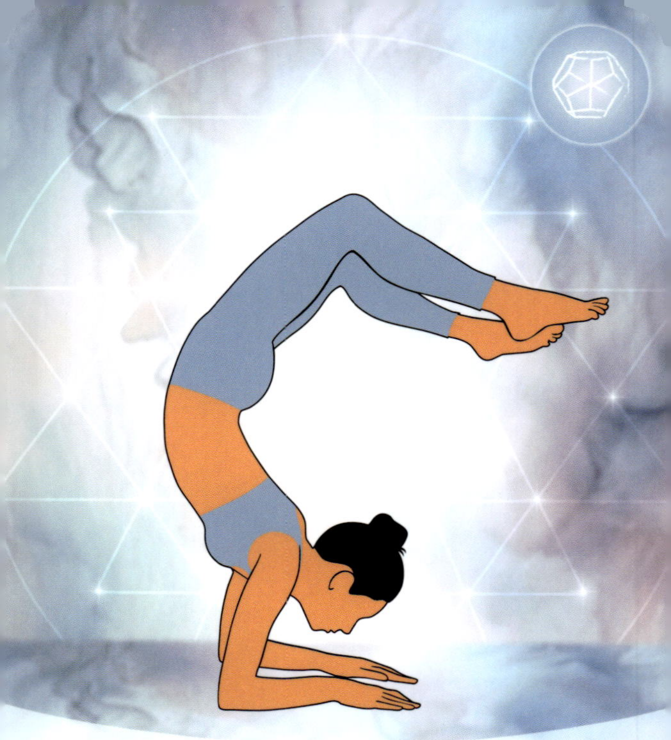

VRISHCHIKĀSANA

Mit Freude und Leichtigkeit
verwandle ich alte Energien in neue,
kraftvolle Potenziale.

ALLE KRAFT
KOMMT
VON INNEN.

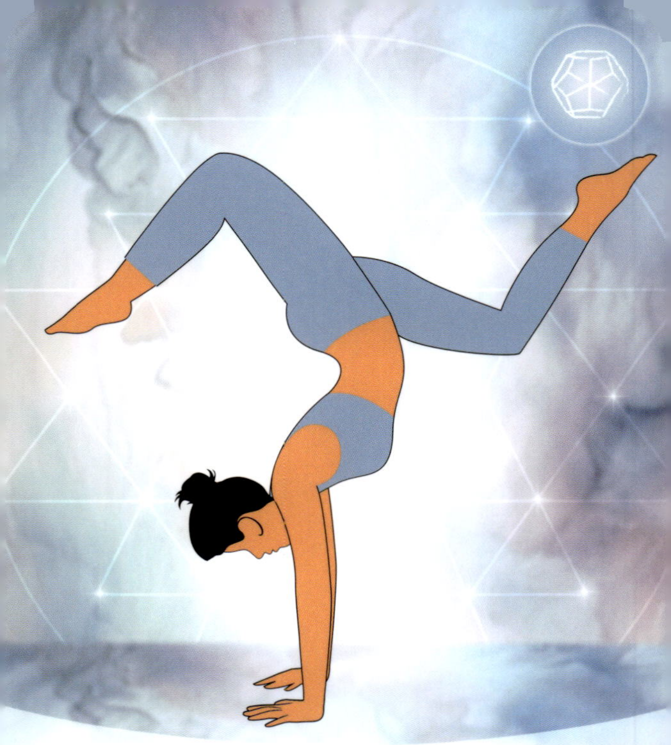

ADHO MUKHA VRKSĀSANA

Geliebt und beschützt fühle ich
die Verbundenheit mit allem, was ist.

ALLE KRAFT
KOMMT
VON INNEN.

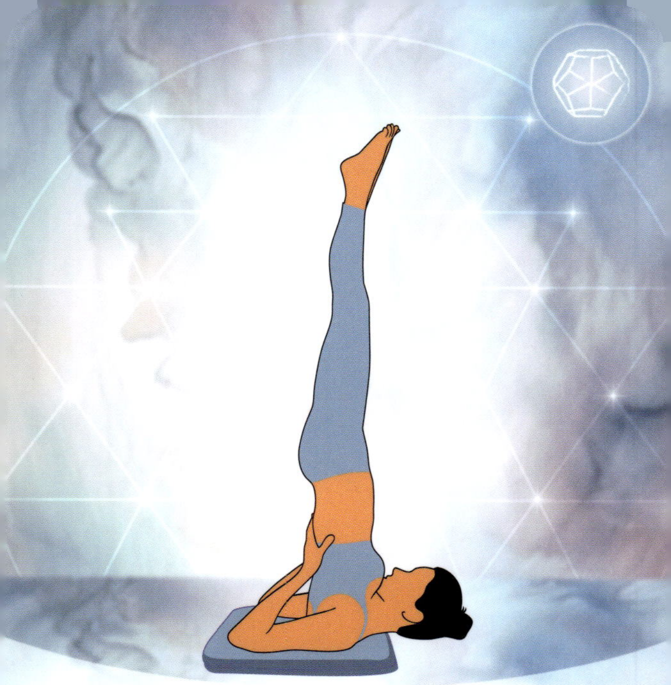

SĀLAMBA SARVĀNGĀSANA MIT DECKEN

Nur im gegenwärtigen Moment findet mein wahres Leben statt – jetzt.

ALLE KRAFT
KOMMT
VON INNEN.

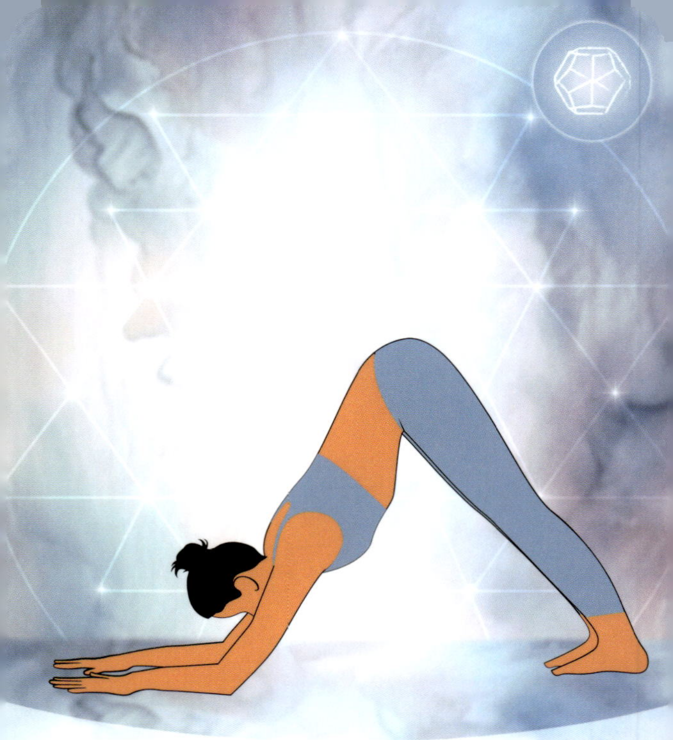

ARDHA PINCHA MAYŪRĀSANA

Spielerisch erweitere ich meine Kraft und Flexibilität.

ALLE KRAFT
KOMMT
VON INNEN.

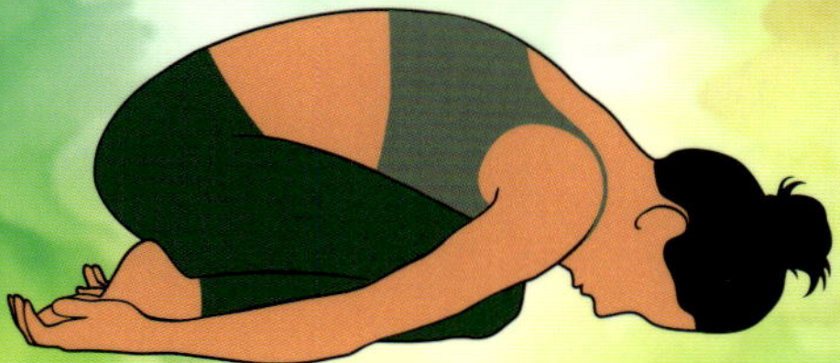

ADHO MUKHA VIRĀSANA

Mit Gelassenheit lasse ich mich
von der Erde tragen.

ALLE KRAFT
KOMMT
VON INNEN.

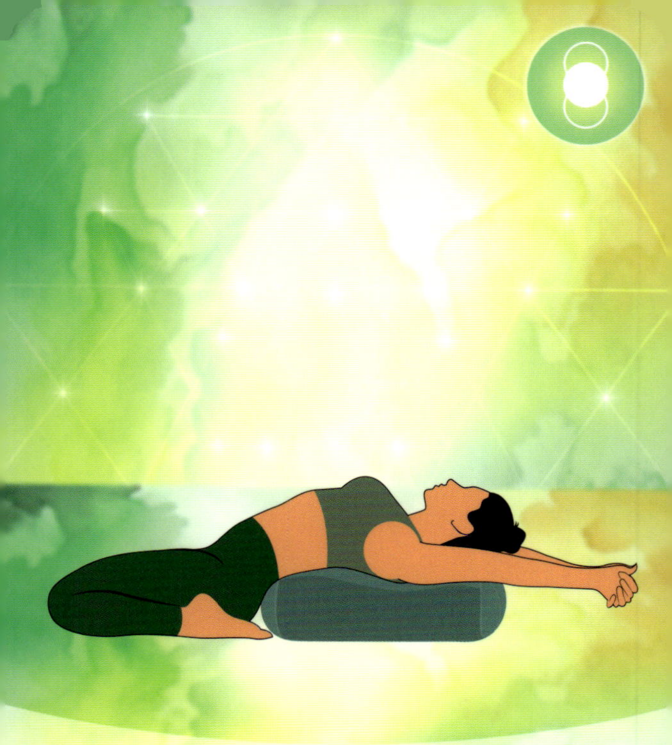

SUPTA VIRĀSANA

Ich empfange alle liebevollen Energien,
die ich brauche.

ALLE KRAFT
KOMMT
VON INNEN.

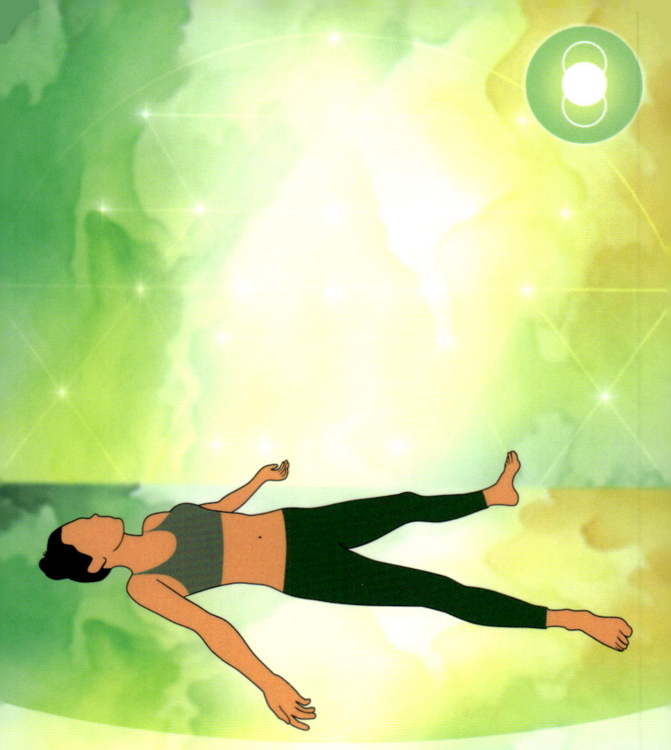

SHAVĀSANA

Ich bin.

ALLE KRAFT
KOMMT
VON INNEN.